震災後の親子を支える

―家族の心を守るために

監修　日本心理学会　編者　安藤清志・松井豊

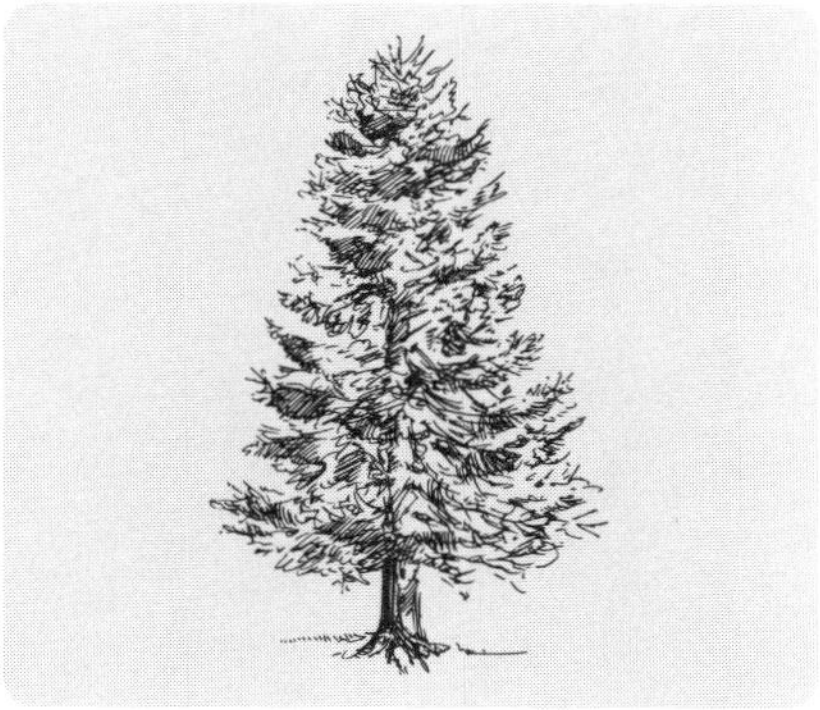

SHINRIGAKU SOSHO

日本心理学会

心理学叢書

誠信書房

心理学叢書刊行にあたって

日本心理学会では，２０１１年の公益社団法人化を契機として，公開シンポジウムの実施を拡充してまいりました。２０１５年度には，次の三つのシリーズを企画し，全国各地で総計28回のシンポジウムを開催するに至っています。

・教育や医療，司法等の現場における心理学の貢献を紹介する「社会のための心理学シリーズ」
・心理学の科学としての側面を中心に紹介する「科学としての心理学シリーズ」
・高校生や教員の方を対象として，様々な分野の心理学を紹介する「高校生のための心理学シリーズ」

いずれのシンポジウムも大変なご好評を頂いており，参加できなかった方々からも，講演の内容を知ることができないか，といったご要望を数多く頂戴しています。そうした声にお応えして，２０１４年から心理学叢書を上梓することとなりました。本叢書は，シンポジウムでお話しした内容をさらに充実させ，わかりやすくご紹介することを目的として，刊行されるものです。

編者や執筆者の方々はもちろんのこと，シンポジウムの企画・運営にお骨折り頂いた教育研究委員会，とりわけ，講演・出版等企画小委員会の皆様に厚く感謝申し上げます。

２０１６年６月吉日

公益社団法人日本心理学会

理事長　長谷川壽一

編者はじめに

２０１１年３月に東日本大震災が発生した後、心理学関係の多くの学会が直接的な被災者支援や寄付など、それぞれ独自の取り組みを始めました。公益社団法人日本心理学会は、心理学のさまざまな分野で基礎的研究に携わる研究者から実務家にいたるまで、多様な会員で構成されています。そうした特徴を考慮しながら検討を重ねた結果、取り組みの一つとして「東日本大震災からの復興のための実践活動及び研究助成」の募集を行うことになりました。多くの応募がありましたが、その中から11のグループが採択されて被災地での活動や実証的研究が実施されました。以後、この助成は現在まで毎年続けられており、これまで5年間に31のグループが幅広い活動を行ってきました。

一昨年、これまで行われてきた実践活動や研究の成果をより多くの人に知っていただくために、これらを書籍としてまとめることが検討され、最終的に本学会が監修する「心理学叢書」に2冊を加えることになりました。本書は、先行して刊行された『地域と職場で支える被災地支援』の続刊ということになります。

タイトルが示しているように、本書には、被災した子どもやその家族を対象にして実践活動や研究を行ったグループの成果がまとめられています。自然災害によって古里を（一時的にせよ）離れること自体が大きなストレスになることは確かですが、今回は地震と津波に加えて原発事故という未曾有の災害が発生したことが、問題を複雑かつ深刻なものにしています。放射線のリスクに対する考え方の相違や賠償のあり方が、家族やコミュニティの分断を招いたことは、その一例にすぎません。本書では、各グループを代表する執筆者が、保育者支援や乳幼児検診を通じて被災家族が抱える問題を心理学的な立場から検討したり，福島県内の仮設住宅や首都圏で自主避難生活を送る家族への支援など，将来の生活への見通しがなかなか立たない中で不安で不自由な生活を送る家族を心理学の立場から考察しています。こうした活動や研究が被災者の生活の改善に何らかのかたちで貢献すると同時に，将来の災害時に役立つ情報として活用されることを願っております。

震災直後にホームページに掲げた本学会の理事会声明では，「大震災を教訓に未来の防災のための研究を発展させ，社会の役に立つ実践に結びつけるように努力する決意」であることが述べられています。これからもこの問題に関心をもつ人々の輪を拡げ，心理学の専門家としてできることを共に考える環境作りを進めたいと思います。

さて，先行して出版された『地域と職場で支える被災地支援』と本書は，震災から5年を迎えるにあたって企画された『心理学ワールド』第72号の特集「われわれは何をなすべきか――東日本大震災と心理学の5年間を振り返る」とともに，本年3月の刊行を目指していました。編者の力不足もあり，揃ってのゴールインはできませんでしたが，読者の皆さまには，この特集を学会のホームページで閲覧できますので，ぜひこちらもお読みいただければと思います（http://www.psych.or.jp/publication/world072.html）。

各グループの執筆者をはじめ，出版社と学会事務局の方々の御努力でようやく出版にたどり着くことができました。心より感謝の意を表します。

２０１６年６月

安藤清志
松井　豊

目　次：震災後の親子を支える――家族の心を守るために

第2章 「自分を知ろうチェックリスト」を用いた被災児のストレス評価——被災した子どもたちのストレスとその対処 17

第3章 避難した子どもの人間関係を支える心理療法 32

第II部　生活に根ざした支援のあり方を探る

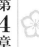

第5章　被災地での乳幼児健診を拠点とした新たな子育ち／子育て支援　65

第Ⅲ部 原子力災害と家族支援

第6章 東日本大震災後に福島県内の仮設住宅で生活する子どものメンタルヘルス 83

第Ⅰ部

子どもと家族の心を守る

第1章 東日本大震災後の保育者支援を通してみた子どもと保育者の変化

1 はじめに

２０１１年3月11日に発生した東日本大震災後、私たちは支援者支援という観点から、乳幼児を取り巻く重要な人的環境である、保育者に対する支援を行うことにしました。具体的には、（1）保育所・幼稚園の保育者を対象とする研修会、（2）巡回相談、（3）電話による相談などを行いました。２０１１年度中に行った研修会、事例検討会は20回を超えました。そのうち、本章では、仙台市の保育士を対象に２０１１年5月と２０１２年2月に行った研修会、およびその際に実施したアンケート調査の結果を通して、震災が子どもや子どもを取り巻く大人に与えた影響とその時間的な変化について報告します。さらに、今後の災害時における心理的支援のあり方について考えたいと思います。

2 研修会

２０１１年度には、仙台市の認可保育所の保育士を対象とした研修会を2回開催しました。震災直後から仙台市保育課と連絡を取り、保育士向けの研修会を実施する計画を立てていましたが、それぞれの保育所が震災後の対応に追われていたこと、使用できる会場の確保が難しかったことなどから、震災から2カ月経った5月にようやく第1回目の研修会を開くことができました。原則として各保育所から1名の参加者を募った結果、97カ所の保育所の保育士が参加してくれました。また、震災から11カ月後の２０１２年2月に第2回目の研修会を開き、46カ所の保育所の保育士が参加してくれました。

各研修会は約2時間で、講話とグループワークから構成されました。それぞれの研修会の内容は**表1-1**に示すとおりです。

事後のアンケートについて、２０１１年5月の講話に対する１０４件の回答のうち最も多かったのは、「自分自身の健康の大切さをあらためて感じた」「元気なことが支援の一歩と聞いてほっとした」といった〈セルフケアの重要性〉（38例）についてでした。また、〈長期的な見通しをもって支援することの必要性〉（31例）、〈震災直後における心身の変化〉（28例）について学んだといった感想が比較的多くありました。

２０１２年2月の講話に対しては、57件の感想のうち、〈ストレスや精神的健康のメカニズムについて〉（26例）の理解ができたという感想が最も多くみられました。続いて、〈支援者としての心構え〉（19例）、〈セルフケアの重要性への気づき〉（9例）が多くあげられていました。

表1-1　保育士の研修会のプログラム

○2011年5月　保育士研修会

〈講話〉東日本大震災における乳幼児のケアについて――保育者のできること――

Ⅰ．心と体の変化

1．短期的な心身反応と症状　2．その後のストレス　3．被災者の心理的経過

Ⅱ．支援者としての保育者・教師

1．支援者としての基本的心構え（自らの状況を整える）　2．避けるべきこと

3．人々に起こりやすい苦しい反応のうち，長引く可能性があるもの

Ⅲ．子どもへの対応

1．子どもの理解　2．基本的な対応方法

3．障害のある子ども，「気になる」子どもの理解

Ⅳ．保護者への対応と支援

1．保護者支援の重要性　2．基本的な対応事項

〈グループワーク〉

1．震災後2カ月間の保育の振り返り　2．他園の様子を聞く

〈事後アンケート〉

○2012年2月　保育士研修会

〈講話〉東日本大震災における子どものケアのあり方

1．精神的な動揺は誰にでも起こりうる　2．支援者に求められる姿勢

3．精神的健康とは　4．大震災後の感情と行動

5．震災を思い出すきっかけへの反応　6．生活ストレス

7．支援者に期待されること　8．支援者が行ってはならないこと

9．家族や親しい友人を亡くした被災者を支える

10．事前アンケート（2011年5月）の結果

〈グループワーク〉

1．震災から1年，今，自分にかけてあげたい言葉

2．その他，保育全般について

〈事後アンケート〉

3　子ども、保護者の状態（事前アンケートから）

研修会に先立ち、子どもや保護者の状況を把握するために、事前アンケートを行いました。事前アンケートの項目は**表1-2**に示すとおりです。

震災2カ月後（２０１１年5月：97保育所からの回答）

A　子どもの保育全般について

現在困っていることとして、〈不安・怯え〉（22例）が最も多く、次いで〈地震ごっこ・津波ごっこ〉（20例）、〈音への過敏性〉（13例）などが報告されました。[1]〈不安・怯え〉についての具体例としては、「地震という言葉を聞くと不安な表情になる」「余震に対する怯えが続いている」などがあげられました。これに関連して「一人でトイレに行けない」「昼寝のときに眠れない、短時間で起きてしまう」なども報告されました。震災2カ月後も依然として〈不安・怯え〉の件数が最も多くなっていました。しかし、状態がどのくらい改善しつつあるかといった指標として「状態改善率」（「一時は大変だったが、現在は解決に向かっていること」／「「現在困っていること」＋「一時は大変だったが、現在は解決に向かっていること」」×１００）を求めたところ、〈不安・怯え〉（56・5）よりも〈音への過敏性〉（35・0）、〈地震・津波ごっこ〉（39・4）の状態改善率が低く、問題が継続している様子がうかがえました。[3]

表１-２　事前，事後のアンケート項目

○ 2011 年 5 月　保育士研修会

〈事前アンケート〉

Ⅰ．子どもの保育に関する全般的なことについて

(1) 現在，困っていること

(2) 一時期は大変だったが現在は解決に向かっていること。その時の対応や気をつけたこと

Ⅱ．障害がある子どもや「気になる」子どもについて

(1) 現在，困っていること

(2) 一時期は大変だったが現在は解決に向かっていること。その時の対応や気をつけたこと

Ⅲ．保護者への対応について

(1) 現在，困っていること

(2) 一時期は大変だったが現在は解決に向かっていること。その時の対応や気をつけたこと

〈事後アンケート〉

Ⅰ．研修についての感想

(1) 講話

(2) グループワーク

Ⅱ．今後の研修で取り上げてほしいこと

○ 2012 年 2 月　保育士研修会

〈事前アンケート〉

Ⅰ．子どもの保育に関する全般的なことについて

(1) 現在，困っていること，気になっていること

Ⅱ．保護者への対応について

(1) 現在，困っていること，気になっていること

Ⅲ．震災後 1 年間の自分を振り返って，「今，自分にかけてあげたい言葉」と「その理由」，震災後の保育全般について思うこと

〈事後アンケート〉

Ⅰ．研修についての感想

(1) 講話

(2) グループワーク

Ⅱ．今後の研修で取り上げてほしいこと

B　特別な配慮をしていた子（障害をもつ子・「気になる」子）について

現在困っていることとして、〈音への過敏性〉（7例）に関する報告が最も多くありました。具体的には、「小さな物音にも敏感に反応する」「テレビやラジオ、携帯電話の緊急地震速報の音に敏感に反応する」などが報告されました。これには、音への過敏性や状況の認識の問題などが関連していると考えられます。また、次に多くあげられた〈環境の変化への戸惑い〉（6例）のなかには、「4月にクラス替えを行い、5月に職員の人事異動があったことによる環境の変化」といった人的な環境の変化が含まれていました。

C　保護者への対応について

現在困っていることとして、〈保護者自身の問題〉（20例）が最も多く報告されました。このなかには、避難所生活での疲労の蓄積、震災による失業、収入が減少したことへの不安など、震災そのものというよりも、その後の生活に原因のある問題が多く含まれていました。その他として、「保護者が保育所にさまざまな支援や提案を行ったが、保育所側がそれを受け入れないことに対して保護者が不満をもっている」といった回答もありました。

震災11カ月後（2012年2月：46保育所からの回答）

A　子どもの保育全般について

震災11カ月後においても、依然として〈不安・怯え〉（12例）、〈音への過敏性〉（12例）、〈地震ごっこ・津波ごっこ〉（11例）が多く報告されていました。[2] このうち〈地震ごっこ・津波ごっこ〉については、一時減少していたものが再び増加しており、年末・年始に多く放映されたテレビ映像の影響があると考えられます。また、

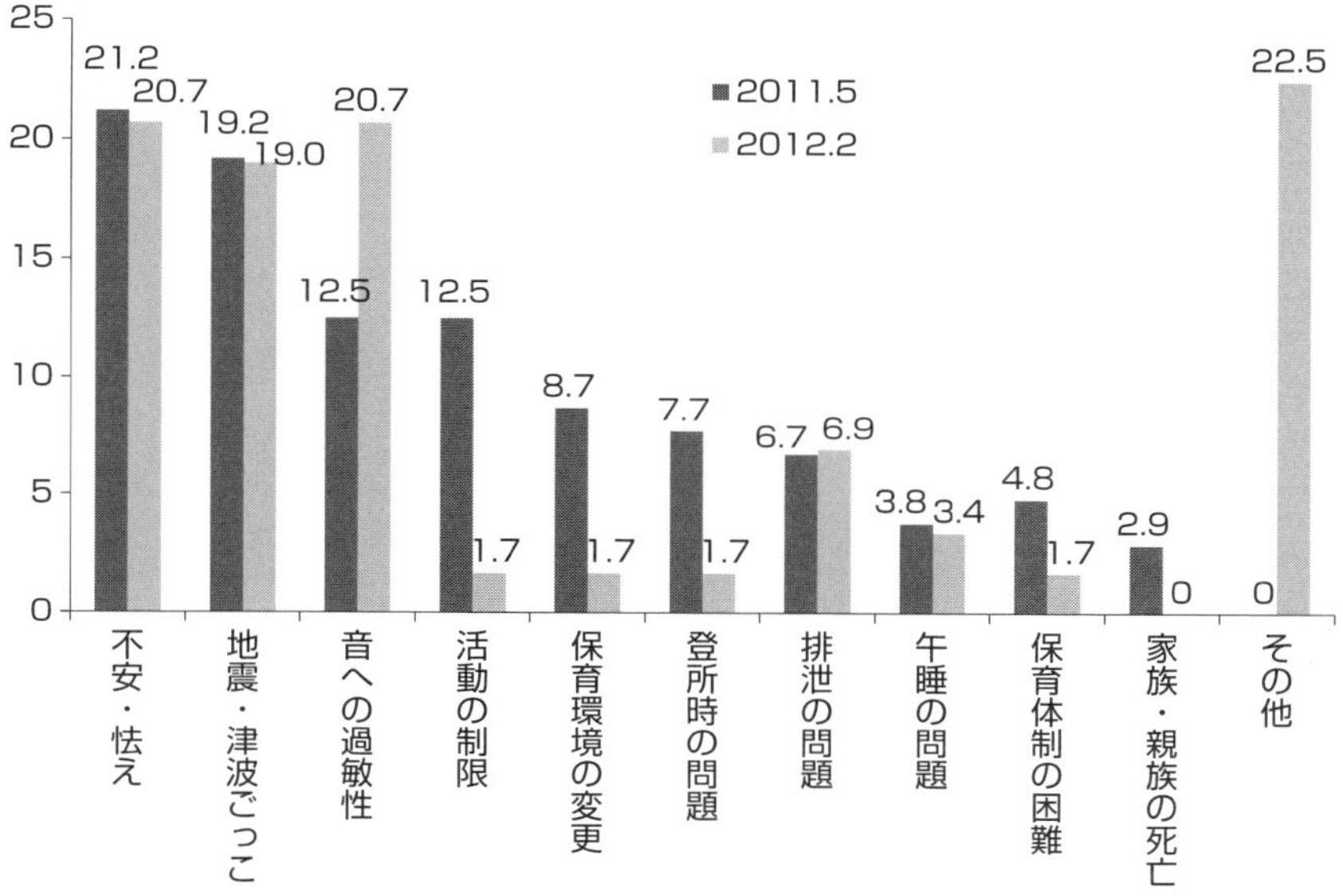

図 1-1　子どもの保育全般の問題の変化（本郷，2012, 2013 をもとに著者作成）

図1-1に示されるように，〈その他〉（13例）が増加しているのがこの時期の特徴です。具体的には，「チックがみられる子どもの症状が，避難訓練時になると特にひどくなる」「子どもたち（５歳児クラス）の落ち着きがない」「住居が流され今までより狭い環境で暮らすなか，『静かに』と言われることが増えているようで，保育所での声や動きが大きくなった子もいる」「原発問題を心配して，家庭から弁当を持参して食べている子どもの食欲が落ち，残食が目立つ」などがあげられていました。

B　保護者対応について

主な回答として〈放射能に関する保育所の対応〉（10例），〈保護者自身の問題〉（９例），〈震災による転入児の保護者対応〉（６例）があげられていました。特に〈保護者自身の問題〉については，「震災を機に祖父母と同居」「父親の仕事の都合で，家族がばらばらに暮らすことによる環境の変化」「転職や休職中」などによって「保護者が落ち着かない状況にある」ことが指摘されていました。加えて、「震災後、恐怖から心を病んで仕事に出られなくなった保護者がいる」という回答もありました。また、〈震災による転入児の保護者対応〉の例としては、「福島から避難してきた子どもの母親に、初めての場所で不安な様子が見られる」「被災地から転居し、夫が忙しいため子育てを一人で抱えている母親がおり、急に気持ちが沈んだり、子どもの身なりにあまり構わなかったりすることが気になっている」などの回答がありました。

4　グループワーク

２０１１年5月の研修会では、事前アンケートをもとにした参加者の報告を中心に、グループ内で話し合いを行いました（事前アンケート結果は「3　子ども、保護者の状態」に詳細）。２０１２年2月の研修会では、事前アンケートのなかから、「震災から1年、今、自分にかけてあげたい言葉」の設問に対する結果をまとめて配布資料とし、結果の内容と災害後の支援者自身のセルフケアの必要性について講話を行った後、グループでの話し合いを行いました。

震災2カ月後のグループワークの感想（事後アンケート１０４名分の自由記述）

第一に、〈他園のさまざまな震災後の状況や対処・対応の理解〉（68例）があげられました。震災から2カ月間の保育や、さまざまな状況下における対応を具体的に聞けたことから、〈いろいろな情報やアイデア〉（31例）が得られ、〈参考になった〉（36例）、〈振り返り、整理、確認ができた〉（15例）ようです（情報には、放射能に関するものも含まれます)。また、〈震災後の他園のさまざまな状況や対処・対応の理解〉から、〈同じ悩みや思い〉(20例)や〈皆、頑張っている(頑張ってきた)〉(16例)ことに〈共感〉(16例)し、今後の〈励み・心強い気持ち〉(14例)につながったという感想もありました。しかし一方で、〈震災後の他園のさまざまな状況や対処・対応の理解〉から〈被災の程度や園の状況には大きな差〉(20例)があることに気づいた参加者も少なくありませんでした。

第二に、グループワークで〈自分の話ができた・互いに聴き合った〉(12例)体験があげられました。この体験からも、〈同じ悩みや思いをもっていた〉や〈皆、頑張っている(頑張ってきた)〉という思いや、〈安心・心が楽になった〉(12例)という感想につながっていました。〈自分の話ができた・互いに聴き合った〉ことを通じて、〈新たな気づき〉(18例)が得られ、〈保育や保育士の役割の重要性を再認識〉(12例)したという感想もあがりました。

震災11カ月後のグループワーク

A　事前アンケートの結果(「自分にかけてあげたい言葉」41名分の自由記述)

自分にかけてあげたい言葉では、〈保育という仕事・日常業務〉(22例)の重要さを再確認するものが最も多くあげられました。震災後の保育を担うなかで、専門職としての保育士を見直し、自分にとっての保育の意味を強く感じている言葉です。午後2時46分という発災時刻は、子どもたちの保育中(多くは昼寝中)であったことから、震災は目の前の子どもの命にかかわることであり、保育士はその命を預かり守る役目であるという自覚が記されていました。次に多かったのは〈ねぎらい・いたわり〉(16例)でした。しかし、自分の被災は他の被災者に比べて軽かったことから、自分をねぎらうにも慎重で控え目になり、「無理せず頑張ろう」「やれることをやればいい」「ほどほどに頑張る」など、自分の限界を超えないように頑張ることを、自分に言い聞かせるかたちでねぎらう様子もみられました。〈助け合い・感謝〉（14例）は、非日常的な災害下にあって、他者からの支え、相互の助け合い、人とのつながりを感じ、普通であることに感謝する気持ちが、それぞれの言葉で示されたものでした。〈自分自身・私生活・セルフケア〉（12例）からは、保育士としての職業的な役割と仕事を優先し、自分自身の家族や私生活の事情を後回しにしてきた保育士の様子が察せられました。なかには、ふとした時に不安や心配、喪失感を覚えるという回答も見られました。続いて〈自責、反省、自問〉（11例）は、被災後の深刻な状況が今なお続くなかで、自分だけが落ち着いていいのかという気持ちを表しています。同時に、自分にはもっと何かができた（できる）のではないかという思いや、自分だけが楽をしてはいけないという気持ちも示されていました。〈防災・備え・忘れないこと〉（9例）は、震災から1年がたたないなかでも既に危機感が薄れていくことへの懸念を含め、自分を戒める言葉としてあげられています（**表1-3参照**）。

B　事後アンケートの結果（「グループワークの感想」57名分の自由記述）

震災後2カ月（2011年5月）のグループワークでは、他園のさまざまな状況や具体的な対応を知ることにより、多くの情報やアイデアを得ることができ、参考になったという感想が特徴的でした。これに対して、11カ月（2012年2月）のグループワークでは、「情報」の文字はまったく見られませんでした。57回答は以下の3つに分けられます。①「が～できた」「～が良かった」「今後は～したい」など、グループワーク体験へのポジティブな評価を中心とする回答（47例）、②事前アンケートでは罪悪感や自責感をもっていたが、グループワークを通じて「自分を認めてもよい」と思えたなど、ネガティブからポジティブに変化したことが明記された回答（7例）、③他者の被災状況を聞くことを通じて「また何かわからない罪悪感を感じてしまった」、「自分は何をしてきたんだろう。まだ落ち着かないことを話してもらうことに辛さを感じる」など、ネガティブな感

表 1-3　震災後 11 カ月事前アンケートの分類と回答例「震災から１年，今，自分にかけてあげたい言葉」

1. 保育という仕事・日常業務（22 例）
＊それぞれがそれぞれの持ち場で役割を果たしていくことが復興への地道な道筋。目の前の子どもたちを毎日保育していくことが，保育士に唯一できることであり大切なこと。
＊震災によって，さまざまな保護者や子どもが不安な思いや苛立ちを感じてきたことで，保育士としての役割は今までよりももっと重要なものになってきている。保育士の仕事は「子どもの命を守る仕事」。子どもたちが安心して，笑顔で過ごせるようにするために，自分の目の前の子どもたちと向き合っていく。
＊多くの先生方が，子どものためにできることに力を尽くされていて胸が熱くなった。

2. ねぎらい・いたわり（16 例）
＊心が折れずに，よく仕事を続けられましたね。
＊「よくやった」。めいっぱいになることが多く，毎日が緊張状態だったが，周囲の協力があり，大きく体調を崩すことなく出勤できた自分への最高の一言。
＊ライフラインが止まったなかで，日々の保育と並行しながら，水汲みや避難所の手伝い，被災保育所の子どもたちの受け入れなど，職員が役割分担しながらよく乗り切った。

3. 助け合い・感謝（14 例）
＊常日頃，当然のようにあるもの，使えるものが震災により失われたことで，さまざまなことに感謝。
＊被害の大きい地域でも子どもたちが落ち着いていたのは，各家庭の力や地域の支えがあったから。
＊なんとか自分自身をも落ち着かせ，余震が続く恐怖のなか，必要なものを運び出していたあの時，気がつけば多くの地域の人たちが手伝ってくれていた。「自分は決して一人ではない」「人は人に支えられて生きている」ということを，心の底から感じた瞬間。感謝の気持ちでいっぱい。

4. 自分自身・私生活・セルフケア（12 例）
＊喪失感が強く，いろんな場面でひょいっと顔を出し，涙ぐむことがたびたびある。
＊私生活ではいろいろなことに目をつぶり先延ばしにしてきたことがたくさんある。仕事をきちんとしていくためにも生活のたてなおしも大切。
＊自分の心もケアする必要を感じると同時に，あの震災を経験しながら子育てをしている保護者のなかには，大変さを口に出さずに無意識に頑張り，後から疲れが出てくる方もいることを心に留めていきたい。

5. 自責・反省・自問（11 例）
＊まだ避難生活を余儀なくされている方のことを思うと，何かできることはないか，もっと何かあるのでは，と考えてしまう。実際には何もできていない自分があり，心のどこかにひっかかっている。
＊震災後の子どものストレスに自分が本当に気づいて，丁寧な対応をしていたのか疑問に思う。子どもたち一人ひとりの様子を的確に判断できていたのか……と反省が残る。
＊ラジオの「7 メートルの津波」を想像できず，電気が復旧し，初めて映像を見た時に愕然とした。被害の大きかった地域を思うと，自分の想像力のなさを情けなく感じた。

6. 防災・次への備え・忘れないこと（9 例）
＊自分の命，子どもたちの命を守るためにも，備えをしっかりしていこう。
＊忘れた頃に体で感じる余震もあるので，新しい情報にアンテナをはりながら，気をゆるめずに。
＊日頃の避難訓練や備え，状況に応じて臨機応変に対応。チームワークは普段からとても大事。
＊徐々に震災前の生活に戻り安心していくなかで，震災時の恐怖や不安だった気持ちが薄れていく怖さ。

（全回答数 46 例のうち，「空欄」と「特になし」の 5 例を除く 41 例により分類した）

情を記述した回答（3例）です。

①と②にみられる内容は以下のとおりです。まず、〈被災および被災後の状況や対応、思いの違い〉（16例）が認識され、〈大変な体験であったことをあらためて理解〉（9例）していました。震災後2カ月の時点では、他園のさまざまな状況の話は「情報」として受け止められていたのに対して、11カ月の時点では、あらためて直面しなければならない「現実」として重く認識されたのかもしれません。同じ仙台市内でありながら、大きな状況の差があったことが「ショック」や「驚き」と表現した回答もありましたが、〈皆、よく頑張っている（頑張ってきた）〉（11例）、〈つながり・協力〉（4例）などのポジティブな意味づけに至った参加者が多かったようです。また、〈話せた・聞いてもらった〉（9例）体験によって、〈自分を認めてもよいと思えた・自信や力になった〉（14例）、〈同じ思い・共感〉（15例）、〈安心〉（8例）、〈幸せ・感謝〉（6例）を感じ、〈セルフケアの大切さ〉（18例）を認識した人も少なくありません。子どもの命を守るための〈防災〉（9例）の大事さについても、保育士の責任として感じたと回答されています。

なお、③のネガティブな感情記述例は3例ありましたが、事前アンケートでは11例に自責の念がみられていたことを併せて考えると、グループワーク後にはネガティブさが減少したとみることもできます。また3例は、「グループワークで自分の思いを整理してみる」「子どものことを思えば、震災についての話題をどうしなければならないか、考えなければいけない」「これから自分ができることを考えていきたい」と記されてあり、心の作業の途上にあることが察せられました。

5　災害復興と心理学

東日本大震災後、私たちは主として保育所・幼稚園の子どもと子どもを取り巻く人々への心理的支援に取り組みました。これらの活動を通して、大きく3つの点での貢献ができたのではないかと思います。

第一に、震災から間もない時期に保育者を対象とした研修会を実施したことにより、震災が子どもに及ぼす影響について最新の知見を保育者に知らせることができた点です。これによって、保育者自身が自分の保育を確認し、自信をもって保育に当たれたのではないかと考えられます。

第二に、研修会やグループワークを通じて、保育者に保育者自身のセルフケアの重要性を伝えられたことです。震災直後から多くの職員が復興・復旧に貢献してきました。保育者もそうです。たとえば、仙台市の公立保育所は震災の翌日から閉鎖することなく保育を継続してきました。延長保育も実施していました。そのようななかで、保育者は自分自身の活動に誇りをもつと同時に疲れも感じていました。保育者は被災者であると同時に支援者でもあるという点で、よりいっそうの疲れを感じていたと思われます。そのようななかで研修会などを実施して、保育者自身のセルフケアの重要性、支援者支援の重要性について伝えられたことはよかったのではないかと思います。

第三に、震災後、各自が保育士として個別に抱えてきた震災経験、対応努力、さまざまな思いが、グループワークによって共有されたことも意味のある体験となりました。皆が職務と役割を果たそうと精一杯に頑張っていたのだという共感と安堵感は、震災と震災以後の日々に関する心の整理と今後の励みにつながったようです。ただし震災後のグループワークは、未整理の感情が溢れ出る危険もはらんでいます。今回の研修においてグループワークを取り入れるにあたり、それぞれの時期に合わせたワークの内容、事前アンケートの実施による感情の整理、無理のない自己開示と他者を尊重する話し合いルールの約束などに最大の注意を払い、当日も会場の見守りを行いました。なかでも、被災地域や保育所の状況をよく知る仙台市保育課がグループ構成に細やかな配慮をしてくれたことは、参加者が安心して話し合いができた大きな理由ではないかと思っています。その点で、自治体と連携しながら研修が進められたというのもよかった点だと思います。

　最後に，これまでの活動を通じて私たちが感じたこと，学んだことを述べたいと思います。私たちは，時間の経過と環境の変化を考慮した支援の重要性について，あらためて気づかされました。当然のことながら，震災の影響は時間とともに変化します。その影響の強さや現れ方は子どもの年齢や個人の特徴によって異なるだけでなく，子どもの置かれている環境によって大きく左右されます。したがって，震災そのものの体験からもたらされた影響だけでなく，その後の環境の変化との関連をとらえ，時間軸のなかで子どもを理解し，支援していくことが重要だと考えられます。その際，環境には，自宅，避難所，仮設住宅といった住環境だけでなく，保護者の状態といった人的な環境も含まれます。また，２０１２年になってから再び〈地震・津波ごっこ〉が増えた背景として挙げられる，テレビなどメディアの影響も環境としてとらえるべきだと思います。したがって，被災者の支援に当たっては，多様な環境の変化と時間の経過という二つの次元を考慮した中・長期的な視点が必要になると考えられます。

　以上のことから，災害時の支援に当たっては，（１）被災者だけでなく，支援者への支援を念頭に置くこと，（２）狭い意味での心の支援だけではなく，個人を取り巻く環境の理解と整備を考慮した支援を考えること，（３）時間の経過に伴う個人，関係，環境の変化を考慮した支援を考えること，（４）一方的な支援ではなく，地域のニーズを理解して，関連機関と連携しながら支援を進めることが重要だと考えられます。

第２章 「自分を知ろうチェックリスト」を用いた被災児のストレス評価
——被災した子どもたちのストレスとその対処

1 はじめに

日本では大きな地震がしばしば発生します。私が記憶するものでは、１９９５年１月17日に起きた「阪神・淡路大震災」、２０１１年３月11日に起きた「東日本大震災」、そして２０１６年４月14日・16日と続いて起きた「熊本地震」などが震度７の大地震です。

阪神・淡路大震災のときは、兵庫県を震源地とするものだったので、私が住む大阪府でも震度５の強い揺れが起きて驚きました。20年以上が経過した今でも、地震発生時の様子がテレビで映し出されるたびに、あのときを想い出してぞっとするのは私だけではありません。

「家がつぶれて恐かった」という恐怖体験や、「親しい人が下敷きになって亡くなった」などの喪失体験をした人には、こうした傾向が強く現れることが知られています。まだ余震が続いているとき、身の安全を確保するためにこうした症状が出ることは自然なことです。

精神医学では、震災直後に現れる心身の症状を急性ストレス障害（ASD: acute stress disorder）と呼んでいます。余震が減少して、復興が進むにつれてＡＳＤの症状は減少してゆき、通常ひと月ほどでなくなるとされています。

ところが半年を経ても症状が消えず、数年後にも不安やうつなどの強い症状が現れる人がいます。強い恐怖心・不安症状、憂うつ症状、精神的な混乱、怒りなどの精神症状、睡眠障害や食欲不振・下痢・アレルギー反応などの身体症状、被災地を避ける回避行動や引きこもりといった不適応行動などが特徴です。こうした症状が特定できれば外傷後ストレス障害（PTSD: posttraumatic stress disorder）と診断されます。

欧米の資料をみると、発達途上の子どもたちではＡＳＤは強く現れ、１年半後にＰＴＳＤの症状を示す子どもは10％を超えるというので、阪神・淡路大震災のときは、心理学を専門とする心ある人たちの多くが、ＡＳＤからＰＴＳＤへの移行を食い止めなくてはならないとやっきになりました。そして15年を経たとき、東日本大震災が発生し、多くの心理学の専門家が被災地に入って、子どもたちへの心理ケアを試みました。

本章では、私が行った震災ストレスマネジメント教育という心理教育プログラムを紹介することにします。なお詳細は拙著を参照してください[2]。

2　原点は阪神・淡路大震災

阪神・淡路大震災が発生した直後、私が勤めていた大阪府立看護大学では、お隣の兵庫県の大被害ということで、医師や看護師を現場に送り出し救急医療の手伝いをしていました。後方支援の役を担っていた私は、現場から戻った看護師から、被災者の心のケアの必要性を聞かされました。とはいえ、災害救護の鉄則として、直後の３日間は被災者の救出と救命が第一優先です。公民館や学校の体育館などを緊急避難所として設営し、被災者の安全確保、医療処置、食事と睡眠環境を提供します。居場所が確保できれば身元の確認ができ、さまざまな行政サービスが提供できます。余震の発生が落ち着いてきた頃、緊急避難所から自宅へ戻る人、疎開先に移転する人が現れ、避難所は帰る家のない人たちだけとなります。

半月が経過した頃、学校が再開されて授業が始まりました。その頃、西宮市の教育委員会から、小中学校で子どもたちの心のケアを実施してほしいと要望が届きました。急遽、大阪府に勤務する心理技師、看護師、社会福祉士などからなる支援隊として、精神医学を専門とする服部祥子教授を代表とする「子どものストレス研究会」を組織し、２月３日にＡ小学校、Ｂ小学校、Ｃ中学校の３校を訪問しました。さっそく翌週、教員を対象とした震災ストレスマネジメントの研修を行い、養護教諭や保健委員を核として、学校をキーステーションとした子どもの健康支援体制を整えました。

なかでも、ストレスマネジメント教育の観点から、子どもたちに震災ストレスとはどのようなものかを教えることにしました。そのために、**図2-1**のようなイラストでストレス症状を示して、そうした症状があるかないかを、その程度に応じて「あるあるある」「あるある」「ある」「ない」「ないない」「ないないない」の6件法でチェックしてもらう形式を考案し、「自分を知ろうチェックリスト」と命名しました。これは「ＣＰＴＳＤＲＩ（The child posttraumatic stress disorder reaction index）[6]」（１９８８年のアルメニア地震の1年半後に、子どものＰＴＳＤ症状を把握するために用いられたチェックリスト）に準拠した21項目に、養護教諭との話し合いから２項目を追加した計23項目で構成されました。

これらの項目は、Ｃ中学の３年生１４５名を対象とした予備調査から、因子分析によって①「不安」（９項

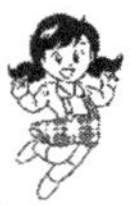

自分を知ろうチェックリスト

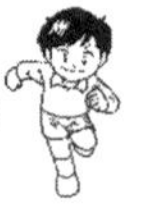

作者《さくしゃ》からのことば

わたしたちのこころやからだは，地震《じしん》などの災害《さいがい》のあとで，いろんなへんかをします．

みなさんだけではなく，お父《とう》さんやお母《かあ》さんたち大人《おとな》でも同《おな》じことです．こわい体験《たいけん》をしたあとでは，だれにでもあることで、とても自然《しぜん》なことなのです．

でもこれをほっておくと，病気《びょうき》になるかもしれせん．自分《じぶん》のこころやからだのようすを、しっかり知《し》っておくことが必要《ひつよう》でしょう．

そこで，この「自分《じぶん》を知《し》ろうチェックリスト」を使《つか》って，こころやからだのへんかのようすをたしかめてみましょう．

こたえかた

このシートには，地震《じしん》などの災害《さいがい》のあとでおきた，こころやからだのようすが24個《こ》書《か》いてあります．まんがに出《で》てくる男の子《おとこのこ》や女の子《おんなのこ》が感《かん》じていることが，みなさんにも同《おな》じようにおこっていませんか．

先生《せんせい》の指示《しじ》にしたがって，順番《じゅんばん》にまんがをみていってください。そして，先生《せんせい》の説明《せつめい》をよく聞《き》いて，自分《じぶん》にもそのようなことがあるかどうかを考《かん》えてください．自分《じぶん》もまんがのとおりだとおもったら＜ある＞，なければ＜ない＞と，まず判断《はんだん》してください．

そして，

とても強《つよ》く　あてはまっているときには　＜あるあるある＞
強《つよ》く　あてはまるときは　＜あるある＞
どちらかというと　あてはまるときは　＜ある＞
どちらかというと　あてはまらないときは　＜ない＞
強《つよ》く　あてはまらないときは　＜ないない＞
まったく　あてはまらないときには　＜ないないない＞

のように，その程度《ていど》によって6段階《だんかい》のこたえかたで，こたえていってください．

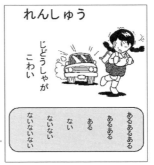

れんしゅう

じどうしゃが
こわい

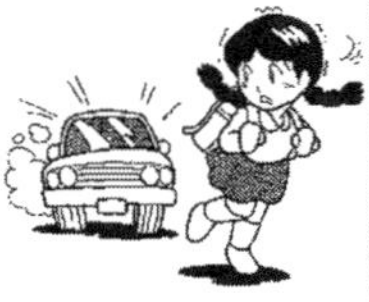

あるあるある
あるある
ある
ない
ないない
ないないない

がくねん		くみ		なまえ		せいべつ	男《おとこ》　女《おんな》
生年月日《せいねんがっぴ》	昭和《しょうわ》 平成《へいせい》　年《ねん》　月《がつ》　日《にち》			年令《ねんれい》	才《さい》		

（イラスト：小浜満広）

図 2-1　「自分を知ろうチェックリスト」の表紙

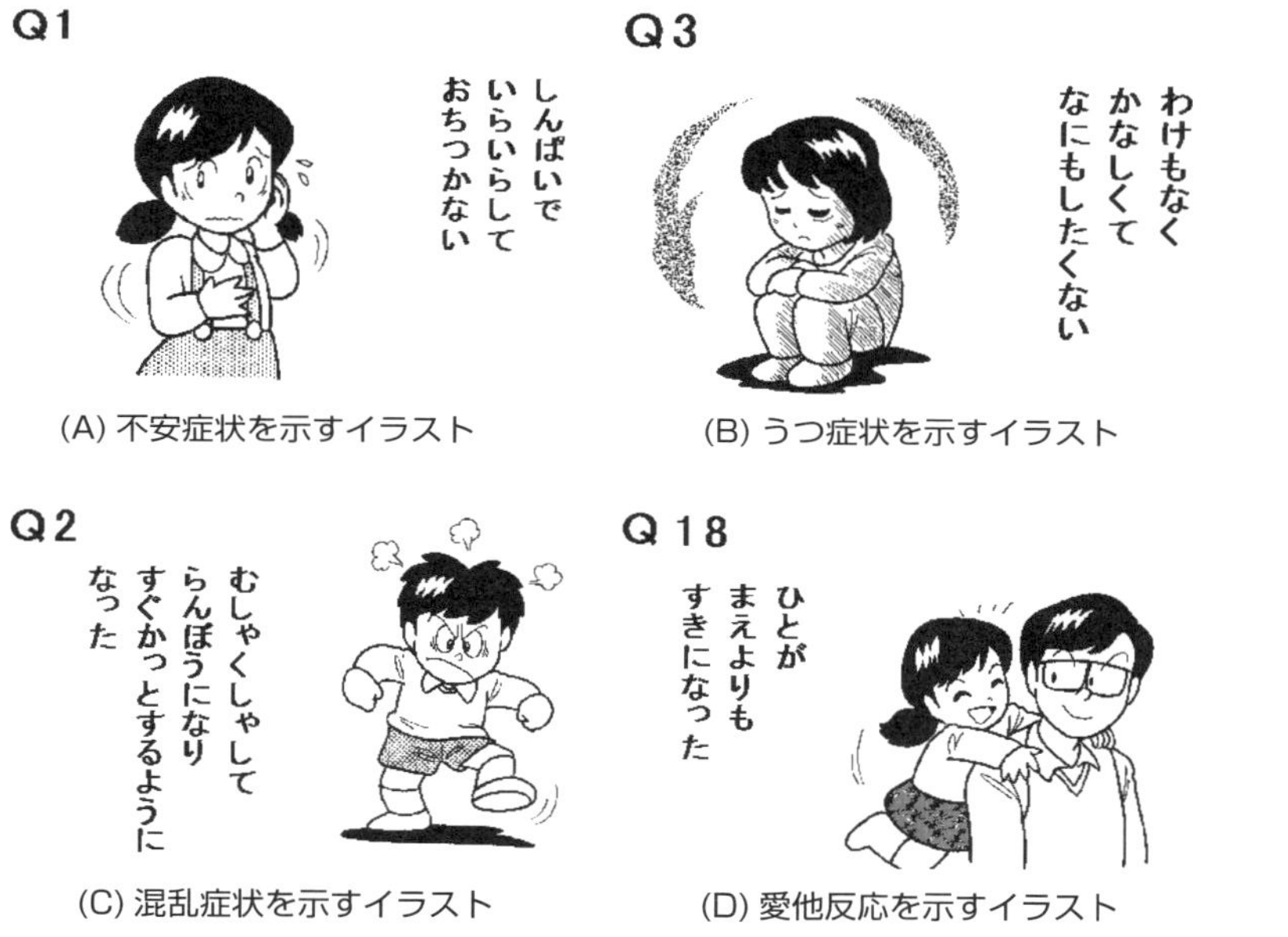
Q1
しんぱいで
いらいらして
おちつかない
(A) 不安症状を示すイラスト
Q3
わけもなく
かなしくて
なにもしたくない
(B) うつ症状を示すイラスト
Q2
むしゃくしゃして
らんぼうになり
すぐかっとするように
なった
(C) 混乱症状を示すイラスト
Q18
ひとが
まえよりも
すきになった
(D) 愛他反応を示すイラスト

図 2-2　「自分を知ろうチェックリスト」で示される震災ストレス反応
（A）不安，（B）うつ，（C）混乱，（D）愛他を構成するイラスト

目）、②「うつ」（6項目）、③「混乱」（6項目）、および④「愛他」（2項目）の4つの下位尺度に分けられることが分かりました。**図2-2**に、これら4つの症状を代表する項目のイラストを示します。

また、これら4つの下位尺度項目は「あるあるある」を6点、「ないないない」を1点として点数化することで、それぞれの尺度の得点を求めることができます。なお、うつ得点は「CMI（Cornell Medical Index）健康調査票」のMR得点と正相関を示すことから（r＝.439）、尺度としての妥当性も確認できました。

「自分を知ろうチェックリスト」を使った心理教育は、計約1800名の児童を対象として震災2カ月後の3月初旬に実施し、4月の新学期の開始直後、子どもたちのストレス状態を養護教諭や担任たちに報告して、支援が必要な児童の理解に役立てました。

「自分を知ろうチェックリスト」を用いた

同様の授業は、震度4の大阪府羽曳野市内の2小学校と1中学校（計約1400名）でも実施しました。

その後、震災ストレスマネジメント教育は、地震半年後の7月と、1年後の翌年1月にも実施しました。1年間にわたる取り組みから、震度7の被災地の子どもたちと、震度4の対照グループの子どもたちの震災ストレス症状とを、客観的・量的に評価するスケールの開発にもつながりました。

1年半後には、産経新聞社の協力で、B小学校の4～6年生とC中学校の全生徒を対象として、「CPTSDIRJ（日本語版CPTSDRI）」を用いた震災ストレスの評価を行いました。そして神戸市内の小中学生と比較した結果、「自分を知ろうチェックリスト」を使った、ストレスマネジメント教育を受けたグループでは、PTSD症状の出現率が低いことが示されました。

3　阪神・淡路大震災の教訓

震度7の被災地の子どもと、震度4の対照グループの子どもとで、「自分を知ろうチェックリスト」を使ったストレス症状の比較を、地震2カ月後、半年後、1年後の時間経過とともに**図2-3**に示します。図2-3は、3回とも授業を受けた、西宮1057名（男子566名、女子491名）、羽曳野907名（男子462名、女子445名）の平均値です。[9]

①「不安」不安は地震2カ月後が最大で、以後半年・1年と低下しました。性差があり、女児は男児より不安は一貫して高い。震度は2カ月目で強く影響しましたが、半年・1年と時の経過につれ差はなくなっています。テレビなどの影響からか、1年後の記念日効果がみとめられます。

②「うつ」うつ症状は、女児が男児を一貫して上回りました。また女児だけが震度が高いほどうつ得点も高く、

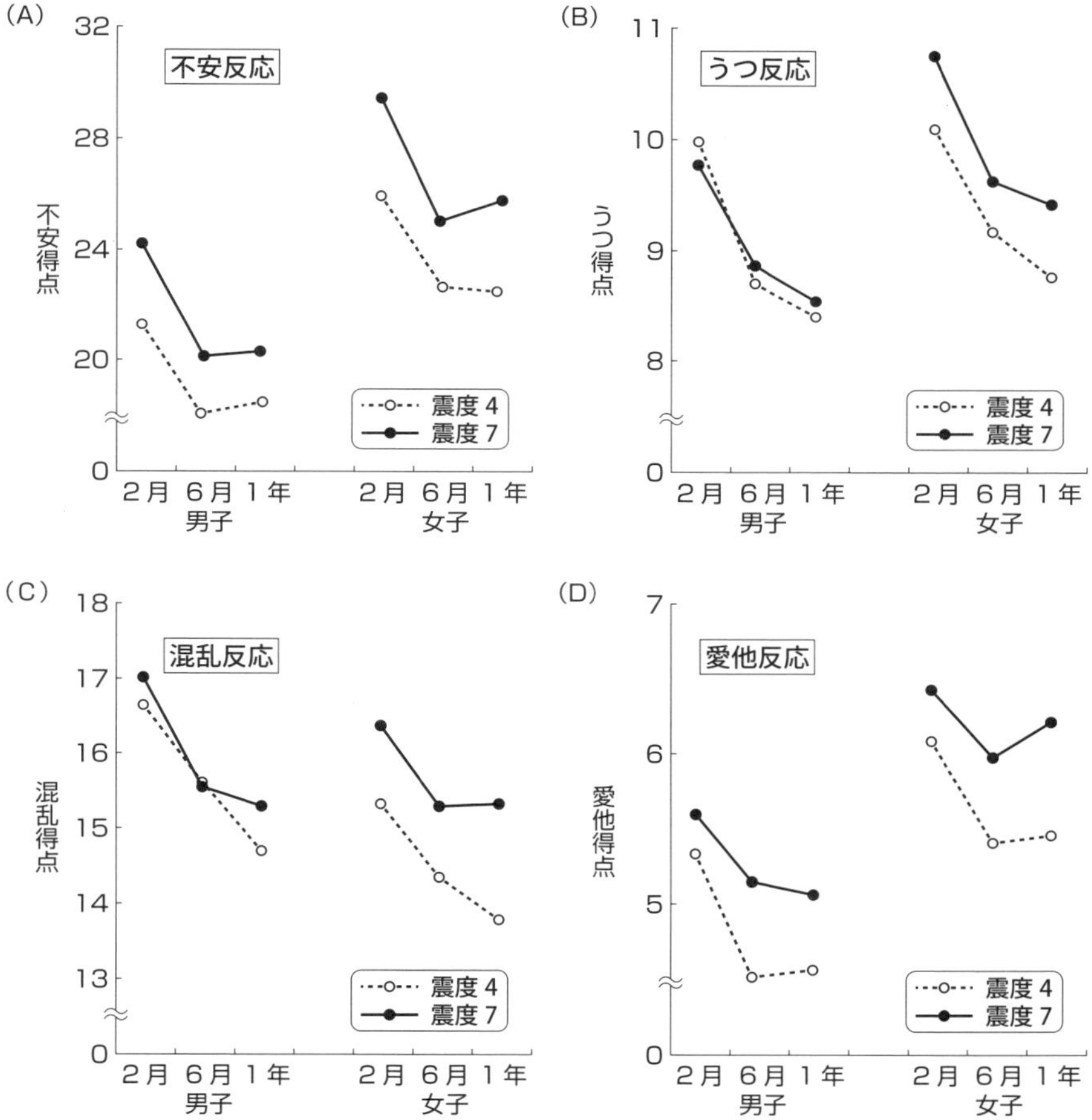

図 2-3　阪神・淡路大震災における震度別（７vs４）・男女別震災ストレス反応得点の推移
(A) 不安反応，(B) うつ反応，(C) 混乱反応，(D) 愛他反応
（山田ら，1999 より著者一部改変）

2カ月後から半年後、さらには1年後へと下がり続け、時間の経過でうつ症状も癒えることが分かります。

③「混乱」地震2カ月後、混乱症状は男児が女児を上回ったのが特徴的です。震度の影響は女児のみに現れました。混乱症状は時間の経過とともに徐々に低下し続けました。

④「愛他」他者へのおもいやりの気持ちを示す愛他性感情は、不安反応とよく似た結果を示しています。震度の影響があり、女児が男児を上回っています。女児の愛他性が半年後から1年後へと増加する傾向を示したことは、被災体験の結果、愛他性感情が育ったことを示すのかもしれません。

以上の結果をもとに、震災が発生したらどのような心のケアが求められるかを考え、「震災ストレス　ケア・マニュアル（小学校版）」[3]を作りました。これは、（1）震災後の時間の経過に応じたケアがあること、（2）症状に応じた適切なケアがあること、（3）性差と学年の違いを考慮に入れたストレスマネジメント教育が必要なこと、そして（4）恐怖や喪失など、より強いストレス体験をした児童にはさらなる配慮が必要なことなどを考慮したもので、以後、震災が発生するたびに現地で活用していただきました。

4　東日本大震災への挑戦

東日本大震災が発生した後、「震災ストレス　ケア・マニュアル」をPDFファイルのかたちで関連学会・研究会のホームページにも掲載しました。また震災から1週間が経過した3月18日には、テレビ番組に出演して（BSフジ、プライム・ニュース）、「地震発生から1週間が経過したので、いよいよ子どもたちの心のケアが必要になるが、学校のなかで無理のない活動が必要であること」、および「学校のなかで活動するからには、チームとして動くことが大切であること」、そしてさらに「1カ月が経過すればストレスマネジメント教育が必要になること」の3点を進言しました。

ちょうど当時の首相が福島第一原発の様子に言及し始めた頃でした。それ以降、被災地に心理専門職が大勢送り込まれました。

そうしたなかで、学校心理士会の研修会で、「自分を知ろうチェックリスト」を使ったストレスマネジメント教育について紹介していただいたことから、それを受講された千葉県のさくら教育研究所代表の小澤美代子先生から問い合わせがありました。小澤先生たちは宮城県石巻市の小学校を担当することになり、千葉から毎週車で現地入りして、学校内の一ボランティアとして活動を行っていらっしゃいました。そして6月になってようやく子どもたちの心のケア活動を任せられたのです。満を持してのケア活動の一つとして、「自分を知ろうチェックリスト」を使ったストレスマネジメント教育を実施することに決められたとのことでした。

急遽私も小澤先生たちのグループに入って、全面的に後方支援を行うこととなりました。震災から3カ月後の6月に第1回目のストレスマネジメント教育を実施し、「自分を知ろうチェックリスト」の結果を分析し、不安、うつ、混乱、そして愛他得点を算出して子どもたちのストレスの状態を把握しました。そして1週間後の個人面接では、ストレス得点をもとにして、必要な支援法を担任教諭と検討し支援活動が実施されました。

7月には私も現地を訪問し、学校での様子を見せていただきました。**図2-4**に、そのときの様子を示します。

同小学校は津波で校舎が使用不能となり、内陸の中学校の空き教室を借りて授業を再開していました。壊れた小学校は、震災とその後の津波で2階まで水に浸かった後が残り、倒壊した家が瓦礫となって学校のすぐ側まで流れ着いたままの姿を見せていました。校舎には地域の被災者が数百名居住し、神戸のボランティア団体が元気に被災者の生活サポートを行っていらっしゃいました。小学生たちの十数名は、校舎を住居とし、朝夕の通学はバスに乗って中学まで出かけていました。生活そのものが混乱の真っ最中でした。児童は113名（男児61名、女児52名）がストレスマネジメント教育の対象となりました。

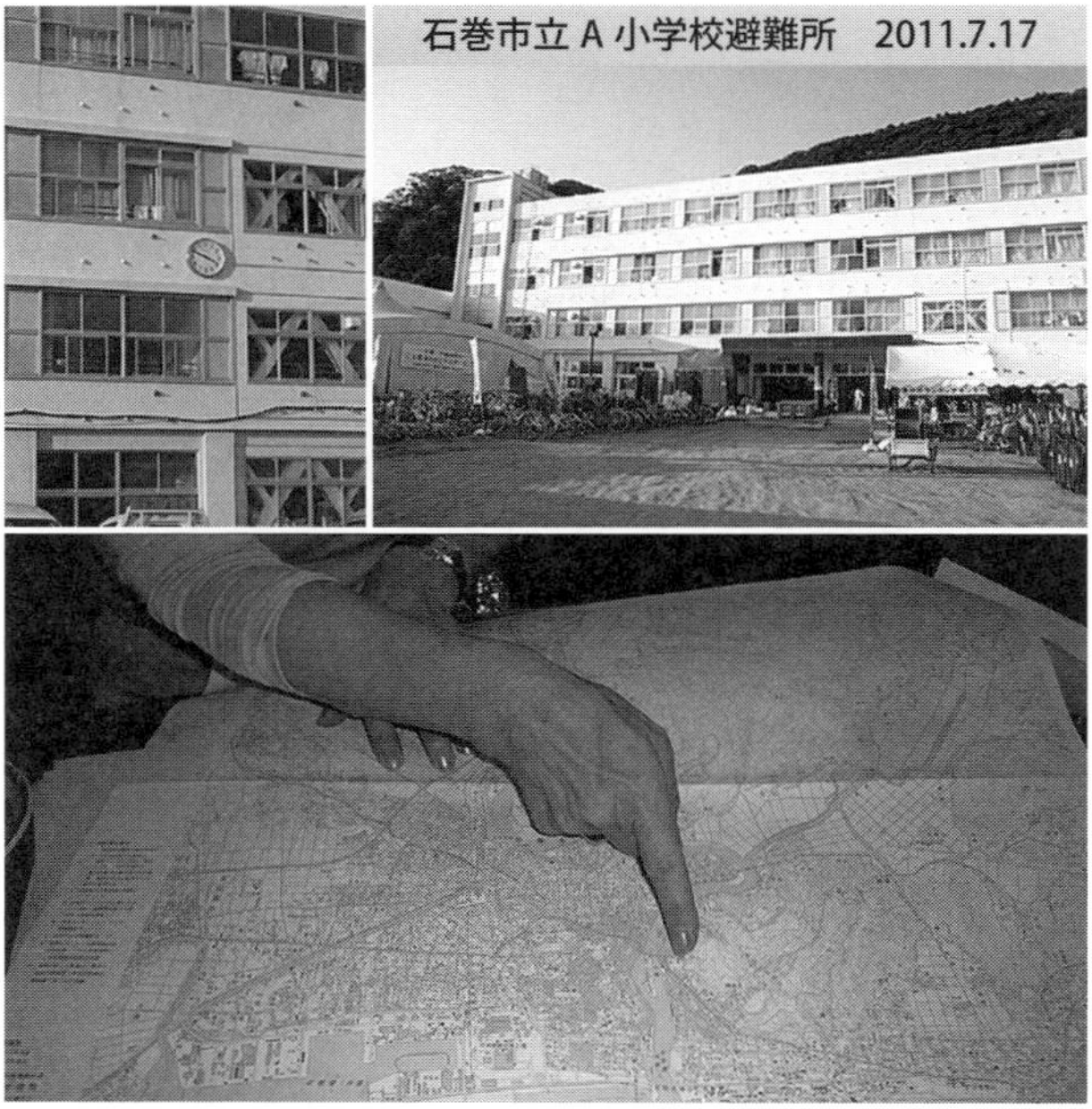

図 2-4　地域の被災者の宿泊施設となっていた宮城県石巻市 A 小学校の校舎と地図
（2011 年 7 月 17 日撮影）

震災から8カ月後の10月に第2期、そして15カ月後の2012年5月には第3期と、ストレスマネジメント教育は都合3回実施していただきました。**図2-5**に、3期にわたる不安、うつ、混乱、愛他それぞれの平均点数を男女別に示しています。

おおまかな特徴を以下にまとめます。

①ストレス症状は、阪神・淡路大震災のときの結果と比べて、全般に強く、しかも長く続きました。単なる地震による家屋の倒壊や火災のみならず、津波による二次災害、原発事故による三次災害も影響し、また長引く仮設住宅での生活などが影響していることはあきらかでしょう。

②女児の不安は男児を上回りましたが、時間の経過により減少しました。これは阪神・淡路大震災と同様の傾向です。

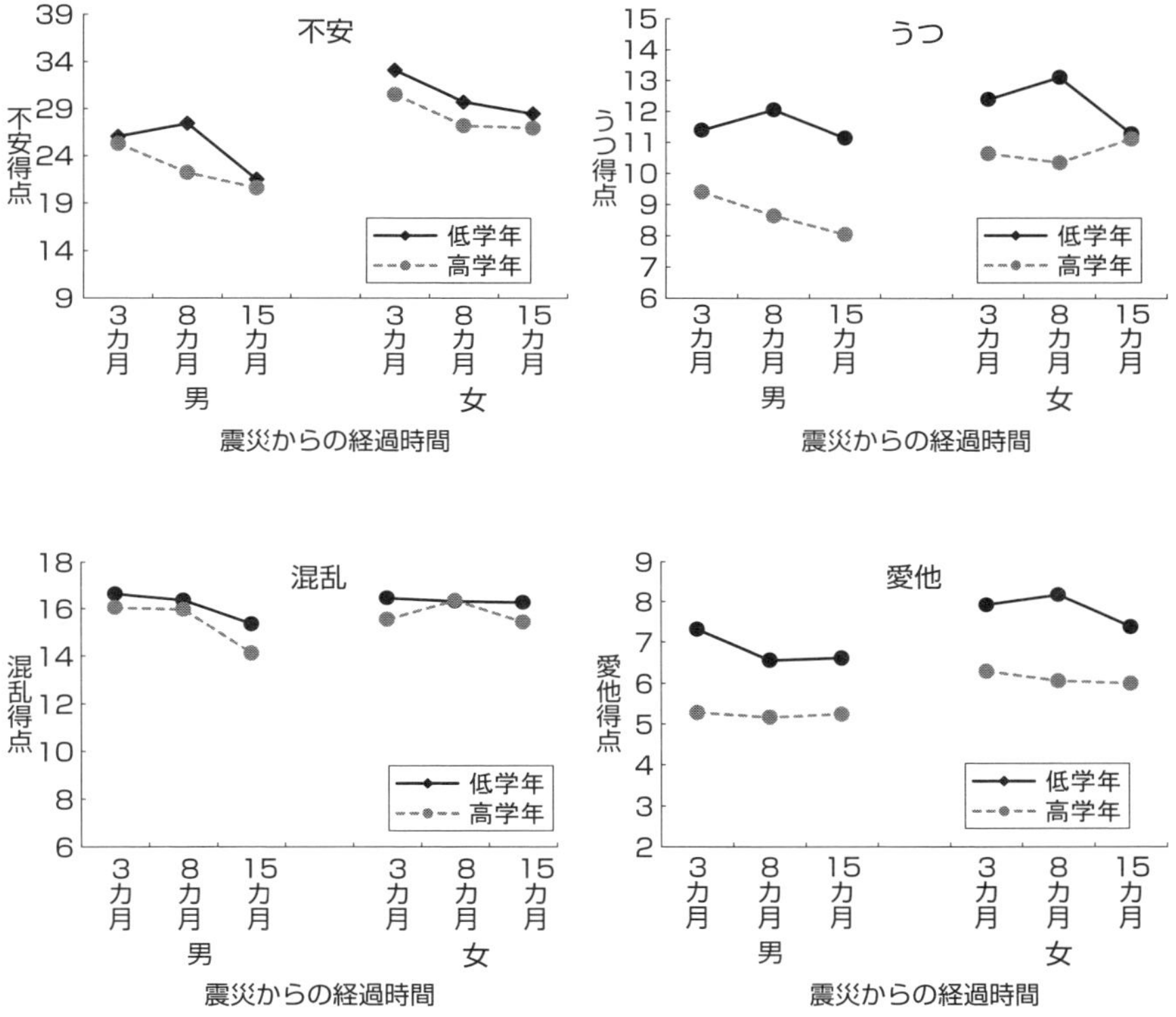

低学年（実線），高学年（点線）別に，平均得点を，震災３カ月後，８カ月後，15カ月後の変化として男女別（左右）に示す。

図 2-5　東日本大震災におけるストレス反応得点の推移

③うつ症状と混乱症状は、地震2カ月後から8カ月後へと変化なく高い水準を続けました。しかしようやく15カ月後に、得点が減じる傾向を示しました。

④愛他性感情は、高い値を維持するとともに、女児が男児より高い性差、高学年が低学年より低い年齢差が見受けられました。阪神・淡路大震災と同様、生活基盤を失う大災害を被った子どもたちが、仮設に暮らすお年寄りや年下の子どもたちに対して、強いいたわりの気持ちを抱き、長く継続していることは、外傷後の心の成長（PTG: posttraumatic growth）の芽生えを示唆しているようで、心強く感じたのは私だけではないと思います。

ちなみに、津波による被害が少なかった高台にある近所の小学校は通常授業を行っていましたが、そこでも全校をあげて「自分を知ろうチェックリスト」を使ったストレスマネジメント教育を実施することとなり、8月になってから出向いてお手伝いすることにもなりました。

5　震災ストレスマネジメント教育のプログラム

東日本大震災の発生直後、私は「震災から2カ月が経った頃から、学校教育のなかで震災ストレスマネジメント教育を実施してほしい」と訴え、8回からなる授業案を作りました。[7,8] 授業案を**表2-1**に示します。授業は教室で実施することを前提としていますが、被災地の学校ではさまざまな方法で実施することになるでしょう。小中学校での実施を想定しているので、学活の時間を利用するのがよいでしょう。

①「**健康チェックリスト**」まず第一回目は、「自分を知ろうチェックリスト」を子どもたち全員に配付し、健康チェ

表 2-1　震災ストレスマネジメント教育の授業案

①　「自分を知ろうチェックリスト」を用いた健康チェック★
　　実施マニュアルに沿って実施する。
目標；「震災の後ストレス症状が出るのは当たり前」であることを理解する。

②　「自分を知ろうチェックリスト」結果の返却
　　不安，うつ，混乱，愛他の４種の心のサインを点数で示す。
目標；特に点数が高い人がいても当然であることを理解する。いたわりの気持ちをもつ。

③　通常のストレスマネジメント教育スタート（キックオフ）
　　語り合う「私のストレス」,「震災・津波・原発と私のストレス」。

④　リラクセーション実習★
　　不安への備えを学ぶ。

⑤　アクティベーション実習★
　　うつ症状への備えを学ぶ。

⑥　被災の想い出文集作り★
　　混乱する心を整理する。

⑦　手伝ってくれた人，支えになった人へのお礼状
　　愛他性を発展させる。ソーシャルサポートネットワークの大切さを知る。

⑧　マニュアルを作る
　　震災・津波災害が発生した学校で，子どもたちに教えたいこと。

注）★は授業時間がとれない場合でも必ず実施してほしい項目です。

ックを行います。実施マニュアルに従って，先生が前で質問を読み上げ，順番に実施していきます。24問あるので，30分かかると思います。言葉の意味が分からないという子どもがいたら，簡単に説明をしてください。特別支援が必要な児童には，補助員を配置し，個別に実施することや回答時間を延長するなど工夫をしてください。全問回答し終わった段階で，よく分からなかった言葉があれば再度質問を受けます。震災後のストレス症状があって当然であること，その程度が生活に支障が出るかどうかなどで決めることなどに注意します。

②「**返却**」2回目は，「自分を知ろうチェックリスト」の結果を個々の生徒に返却します。不安，うつ，混乱，愛他，の各症状を説明しつつ，その得点をグラフと数値で示したものをフィードバックシートとして返却するのがお奨めです。この回の目標は，子どもたちに自分の症状について気づかせることで，得点の高い児童や，女児，年少者，お年寄りなど他者への気遣いが必要であることを教えます。

③〜⑥ 3回目からはストレスマネジメント教育の主要な要素を学習します。ここで，震災ストレスの3症状，「不安」にはリラクセーションが，「うつ」にはアクティベーションが，そして「混乱」には文集作りや避難所生活の振り返りなどが適切な対処法であることを学びます。

⑦「**お礼状**」「愛他」感情を育んでくれたボランティアの方々を思い出すワークです。

⑧「**マニュアル作り**」自分たちにできる次世代の子どもたちへの贈り物作りという位置づけです。

8回の授業案は，学校の状況に応じて順序を前後させても，一部割愛してもいいでしょう。福島県の先生方から問い合わせがあり，ストレスマネジメント教育を行っていただきましたが，③〜⑥は実情に合わせた学校独自のプログラムで実施されました。

授業の実践には，文献リストに掲載した私たちの書籍[4][5][10]が役立つでしょう。より基礎的な書籍としては，グリーンバーグの『包括的ストレスマネジメント』[1]などが役立つでしょう。

この学習を実際に実施するにあたって注意すべきことがあります。それは、生徒への配慮です。生徒の様子をよく観察し、授業で震災の怖さを想い出させることは避けなくてはなりません。余震がいつ起こるかも分からないので、子どもたちのなかには地震の話をしただけでフラッシュバックを起こす場合もあります。心配な児童に対しては、別教室での受講を奨めるなど十分な配慮をします。

6　さいごに

日本はいつどこで地震が発生してもおかしくありません。そしてそのつど、多くの子どもたちがストレス症状を示します。「自分を知ろうチェックリスト」を使って、子どもたちに自分のストレス症状について気づかせてください。誰でも大地震の後は強いストレス症状が現れることを教えましょう。そしてなにより、不安、うつ、混乱の3要素への効果的な対処法があることを教えてほしいと思います。

不安症状を軽減させるには、静かな音楽を聴かせせつつ身体の緊張をほぐすリラクセーション法が効果的です。うつ症状には、身体を動かすアクティビティが効果的です（アクティベーション）。混乱症状には、振り返りと言葉による出来事の記述と整理が効果的です（リフレイン）。

そしてストレス症状とともに愛他性感情が現れてきます。これは人間としてとても自然で愛情豊かな感情です。自分の不安が強いほど、他者への配慮、他者へのおもいやりが強くなるというものです。災害を機に、こうした豊かで優しい感情を育む教育を推進したいものです。

震災後のストレス症状にばかり注目するのではなく、こうしたポジティブな面にも着目してほしいものです。災害を乗り越えてこそよりよく成長するという、外傷後の心の成長（ＰＴＧ）に期待したいと思います。

第3章 避難した子どもの人間関係を支える心理療法

1 はじめに

東日本大震災が発生した２０１１年３月11日から同年９月30日までの間に、約２万人の子どもたちが県外の小中学校に転校しました。不本意な転校を余儀なくされるというだけでも、子どもたちにとっては大きなストレスを感じる出来事だったかもしれません。それに加えて、被災地から引っ越しをせざるを得なかった子どもやその家族が、避難先でいじめや差別を受けるという事態が起きてしまいました。[1]

私たちは、さまざまな人間関係のなかで暮らしています。子どもにとっても大人にとっても、日々感じるストレスの素として人間関係はとても強い影響力をもっています。[7] それでいて、ストレスに関連するさまざまな精神疾患の治療法としても、人間関係をベースにした方法が効果的であることが知られています。[2] 人間関係は、ストレスを感じさせる原因としても、ストレスを解消するための資源としても、大きな力をもっています。そのため、子どもや家族の心理支援を行う際には、人間関係のなかで生じるストレスを減らしたり乗り越えたりできるようにサポートし、人間関係のなかにあるプラスのパワーを膨らませていくようなサポートが必要です。

2　子どもの生活と人間関係

小学校に入学してからは、子どもの生活は大部分を学校で過ごすことになります。そこには、毎日顔を合わせるクラスの友だちと、クラス担任の先生がいます。クラスでの人間関係がこじれてしまったとき、それがどれだけ大きなストレスになるかは、想像に難くありません。もちろん、多くの場合は、時間が経つにつれて自然と問題が解消したり、子どもなりに問題解消のための工夫をしたり、担任の先生が介入することで問題の解消に至ったりします。しかし、どうにも問題が解消しないまま、クラスの雰囲気が良くない状態が続くこともあります。

クラスの人間関係をさらに良いものにするために、心理学の専門家として何ができるでしょうか。科学としての心理学をベースとして発展してきた心理療法のなかには、子どもたち同士の人間関係が始まり、広がり、深まり、続いていくプロセスを積極的にサポートする方法が、いくつかあります。そのなかの一つが、「社会的スキル訓練（Social Skills Training：以下、ＳＳＴ）」です。

3　社会的スキル訓練（ＳＳＴ）

ＳＳＴの特徴

ＳＳＴとは、主に対人場面で私たちが意識せずに行っている相手への配慮や言葉の選び方など（社会的スキル）について、一つひとつ具体的に体験的に子どもたちが学んでいく場を作ることで、子どもの社会性の成長を促す方法です。アメリカやイギリスをはじめとする諸外国の医療現場で発展してきた方法ですが、体験的活動を通して社会性を伸ばすという点が教育現場でも注目を集め、現在では日本全国の教育現場に広まっています。

社会性を伸ばすSSTの主なプロセスは、他人が交流している様子を見て学ぶ機会を作り、実際にやってみて結果から学ぶ機会を作ることとです。「相手の気持ちを考えて話しましょう」といった知識を言葉で教えることは、あくまでもその補助であって、言葉で理解したことが行動に反映されることを必ずしも期待していません。むしろ、「どうすればいいか頭ではわかっているのに、その場になるとどうしてもうまくできない」というときにこそ、SSTが効果を発揮するといえます。

他人が交流している様子を見て学ぶ機会を作ることの効果は、「観察学習」に関する研究によって裏付けられていますし、「他人の振り見て我が振り直せ」ということわざがあるように、生活の知恵として古くから大切にされてきました。直接経験をしなくても、モデルやお手本となる身近な人がどのように行動しているかを見たり、ある行動をとることでどのような結果になったかを見ることで、効率的に社会的スキルを学ぶことができます。教育現場では、クラスなどの集団単位でSSTを行うことが多く、観察学習の力が存分に発揮されます。

実際にやってみて結果から学ぶことは、頭で理解しているとおりにうまく行動できないというときには、特に欠かせないプロセスです。ある行動を行った後に、行為者にとってのメリットが十分かつ即時に体験されればその行動は習慣化していきますし、メリットが少なければその行動は（するべきだと「頭で」理解していても）長続きしません。教育現場では、新しいスキルを取り入れることで子どもにとって十分なメリットが感じられるように、「友だちと楽しく遊べた」「先生に褒めてもらえた」など、「楽しい」「嬉しい」「良かった」と思える成功体験を演出することが肝要です。

SST進行の詳細については大阪府立子どもライフサポートセンター・服部・大対[6]を、SSTの背景理論の詳細については山上[10]を参照してください。

本章では、SSTによるクラスづくりの取り組みの例を紹介し、子どもの人間関係を支える心理療法のポイントについて解説していきます。

SST実施前の準備

SSTでは、トレーニングの成果を具体的に実感できるよう、これから学ぼうとするスキルをできるだけ具体的にします。SSTで学ぶ具体的なスキルのことを、ターゲットスキルと呼びます。ターゲットスキルの決め方はさまざまですが、今回の取り組みでは、クラスの子どもたちの行動観察を行った後、担任の先生と話し合ってターゲットスキルを決めることにしました。担任の先生からは、「誰もが気持ちよく受け入れられるクラスにしたい」という希望が語られました。そこで今回は、「初対面の人（転校生）を受け入れやすいクラスづくり」をSSTのテーマとして、新たに人間関係を作ったり、まだ慣れない人同士で関係性を深めていくときの、最初の頃に必要となるスキルのなかから、「挨拶スキル」と「相手を誘うスキル」の2つをターゲットスキルとしました。また、参加学級の特徴として、子ども同士のトラブルが起きたときには担任の先生が仲介やサポートに入ることが多く、担任の先生は子ども同士での話し合いで困難を乗り越えられるようになってほしいと願っていました。そこで、困った状況で解決策を自ら見つけ出すスキルである「問題解決スキル」を3つめのターゲットスキルにしました。

SSTは、学校の授業時間「総合的学習の時間」の3時間分（45分×3回）を使って、週1回実施しました。今回はターゲットスキルが3つありますので、1回につき1つのスキルを紹介することにしました。一度にすべてのスキルを紹介しない理由は、１日のうちにあまりにたくさんのスキルを紹介してしまうと、覚えることが増えてしまったり、日常生活で実践する（ホームワークの）機会が少なくなってしまって、スキルの学習が定着しなくなる可能性があるからです。今回は、子どもたちがスキル学習へ自然に入っていけるように学びやすいスキルを先に紹介することと、初対面の相手に対して発揮するスキルの順序を考慮して、「関係性形成スキル」（気持ちの良い挨拶）、「関係性形成スキル」（遊びに誘ってみよう）、「問題解決スキル」（アイデアマンになろう）の順序でＳＳＴを行うことにしました。

セッション１：挨拶スキル

「気持ちの良い挨拶」というタイトルで授業を開始しました。社会的スキルを学ぶことの大切さについて説明した後、最初の問題場面として「朝、友だちに声をかけたのに、返事をしてもらえない」という場面を紹介しました。進行補助役である担任の先生と教頭先生がロールプレイをして、相手の方を見ないで小さな声で挨拶をしてしまうので相手に気づいてもらえない「もじもじ型」と、挨拶をせずに不機嫌な顔で自分が言いたい話題を突然話し出してしまう「らんぼう型」の例を、子どもたちに見てもらいました。そのとき、ロールプレイの登場人物の挨拶の仕方について子どもたちに意見を求めて、どこがよくなかったか、どのように改善すればよいかを発表してもらいました。そして、子どもたちからあがってきた意見を参考にしながら、①相手に体を向けること、②笑顔であること、③声量が適切であること、④相手の名前を呼ぶこと、の４つを「気持ちの良い挨拶」のスキルとして黒板に書きました。その後、４つのスキルを発揮して担任の先生と教頭先生が挨拶に再挑戦し、挨拶の仕方が改善されたことを子どもたちに確認してもらいました。子どもたちが確認した適切な挨拶のやり方は、自分も相手も気持ちよくコミュニケーションを続けられる方法であるため、「みんながＯＫ

型」と命名しました。

「みんながＯＫ型」の特徴をクラス全体で共有した後は、４〜６名のグループに分かれて、気持ちが良い挨拶の練習をしました。ここでは、「みんながＯＫ型」だけでなく、「もじもじ型」や「らんぼう型」の挨拶をする機会もあえて作りました。「もじもじ型」や「らんぼう型」を禁止して「みんながＯＫ型」だけを練習するように指示してしまうと、少し脱線して遊びながらスキル学習をしたい子がモチベーションを失ってしまうことがあるからです。また、「もじもじ型」、「らんぼう型」、「みんながＯＫ型」のすべてを体験することで、それぞれを比較して「みんながＯＫ型」の効果を体験的に学ぶことができるという狙いもありました。

小グループでスキル学習をした後は、ゲーム形式でのスキル学習を導入しました。ワークシートを持ってクラス内で一斉に挨拶を始め、「みんながＯＫ型」で挨拶をした人同士がサインを交換し、制限時間内にもらったサインの数を競うというゲームです。自分から挨拶に行くのが苦手な子も参加しやすくなるよう、挨拶をされたときに挨拶を返すだけでもサインを交換できるルールにしました。

最後に、４つの挨拶スキルを発揮した「みんながＯＫ型」で挨拶をされたときにどのような気持ちになったかを質問し、気持ちの良い挨拶をするととても良い気分になって挨拶を返したくなることを確認しました。最後に、「気持ちの良い挨拶」のポイントとなるスキルをふり返り、その日からクラスの人や学校の先生などさまざまな人に気持ちの良い挨拶をするように促しました。

セッション２：相手を誘うスキル

「遊びに誘ってみよう」というタイトルで授業を開始しました。まず、友だちを遊びに誘ったときのことを子どもたちに思い出して発表してもらい、遊びに誘うタイミングを、①朝学校で会ったとき、②授業間の休み時間、③帰りの会が終わったとき、④放課後または休日に出会ったとき、⑤放課後または休日に相手の家に電話するとき、の5つに分けました。そして、それぞれのタイミングでどのような誘い方があるかを子どもたちに考えて発表してもらいました。その後、進行補助役である担任の先生と教頭先生がロールプレイで「イヤな誘い方」を実演し、どんな点が良くなかったか、どうすれば上手な誘い方になるかを、再び子どもたちに考えて発表してもらいました。子どもが発表した内容は、①相手の名前を呼ぶ、②相手の都合を聞く（例：「今、大丈夫？」）、③どんな遊びに誘っているのかを最後まで言う、④断られたら潔く引く（例：「そっか、わかった」）、の4つにまとめ、相手を誘うスキルとして黒板に書きました。

相手を誘うスキルをクラス全体で共有した後は、セッション1と同様に、4〜6名のグループに分かれて、スキルの練習をしました。場面設定（例：遊びに誘うために相手の家に電話するとき）に沿って、誘う役、誘われる役、観察役（2〜4名）を子どもたちが交代で体験しました。観察役の子には、ロールプレイが終わるたびに、4つの「相手を誘うスキル」を参考にしながら、誘う役の良かった点を挙げるように求めました。良かった点を観察役が挙げたときには、「よく見ているね」など、観察役が他の子の良いところに注目できたことを、近くにいる大人が褒めることを原則としました。こうすることで、SSTの最中に相手の良いところに気づきやすくなるだけでなく、普段から友だちの良いところに注目するようになる可能性が少し上がります。このような流れで、友だちを遊びに誘う5つのタイミングについて、相手を誘うスキルの練習をしました。最後に、4つの「相手を誘うスキル」をふり返り、その日から4つのスキルを意識して遊びに誘うように促しました。

セッション3：問題解決スキル

「アイデアマンになろう」というタイトルで授業を開始しました。ここでは、ブレインストーミングによるアイデア案出の練習をしました。ブレインストーミングとは，創造的なアイデアを出すために開発された方法で，今回は，①アイデアの良し悪しは気にしない（判断遅延の原理），②できるだけたくさんのアイデアを挙げる（数の原理），③さまざまな種類のアイデアを挙げる（バラエティの原理），の3つの原理を練習しました。

最初に，バレーボールとカゴを取り出して子どもたちに見せて，「手足で触らずにバレーボールを運んでカゴのなかに入れる」という課題を提示しました。次に，4～6名でのグループディスカッションを通して，ブレインストーミングの3つの原則にもとづいて課題の解決策をリストアップしてもらいました。リストアップの際には，全員が解決策の案出に参加できることを狙って，自由に発言させたり，一人ずつ順番にアイデアを出してもらったり，司会進行役や書記役をつくったりと，子どもたちの様子を見ながらグループディスカッションの方法を柔軟に変更しました。ただし，どの方法をとったときも，ブレインストーミングの3つの原則だけは堅持しました。5分ほどかけて解決策をリストアップした後，実際にバレーボールとカゴを用いて，考えついた解決策を一つひとつ実行しながら最も効果的な解決策が何であったかをふり返りました。この課題への取り組みを通して，はっきりとした答えのない状況では，「効果的ではないかもしれない」と思うものも含めてたくさんの解決策を集めることで，最良の解決策を見つけることができるということを伝えました。

次に，転校生など初対面の相手を遊びに誘う場面を想定して，すでに仲の良い友だちを誘うときとの違いについて子どもたちに考えて発表してもらいました。そして，4～6名のグループに分かれて，初対面の相手を遊びに誘うときの声かけの仕方や工夫について，ブレインストーミングの3つの原則をふまえてアイデアをリストアップしてもらいました。ふざけて相手を困らせるアイデア（例：相手をイヤなあだ名で呼ぶ）がたくさん出始めたときには，ブレインストーミングの「判断遅延の原理」にしたがって，そのアイデアは否定せずにそのままにしておいて，「バラエティの原理」にしたがって他の種類のアイデアも出すように促しました。出てきたアイデアはグループごとに発表してもらい，たくさんのアイデアを考えたことと，さまざまな種類のアイ

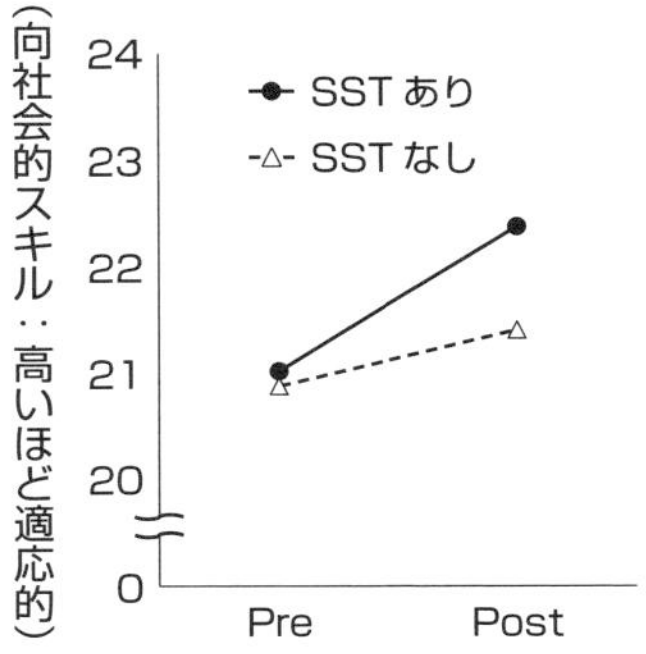

図3-1　SST実施による向社会的スキルの変化

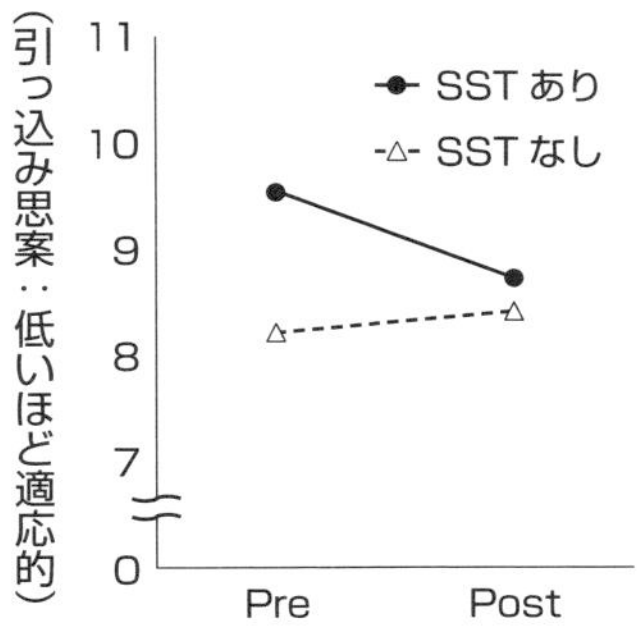

図3-2　SST実施による引っ込み思案の変化

デアを考えたことを褒めて場を盛り上げました。

最後に、全3セッションで学んできた社会的スキルのまとめを行い、毎日の生活でスキルを練習するように促しました。

SST実施後のフォローと効果

SSTへの参加を通して、子どもにはどのような変化が現れたのでしょうか。SSTへの参加が子どものどのような変化につながったかを確かめるため、SSTの実施前後に、自分自身の社会的スキルに関するアンケート（小学生用社会的スキル尺度[7]）を子どもに配って回答してもらいました。社会的スキルは、「向社会的スキル（例：こまっている子がいたら、たすける）」、「引っ込み思案（例：あそんでいる友だちのなかに、はいれない）」、「攻撃行動（例：自分のしてほしいことを、むりやりやらせる）」の3つの側面から測定しました。また、転校生や初対面の人を仲間として受け入れる自信に関する質問項目を5つ作成し、参加者に回答してもらいました。

SSTの特徴をふまえると、SSTに参加した子どもたちは、そうでない子どもたちよりも向社会的スキルは多くなり、引っ込み思案や攻撃行動は少なくなるはずです。また、転校生を受け入れる自信は上がるはずです。

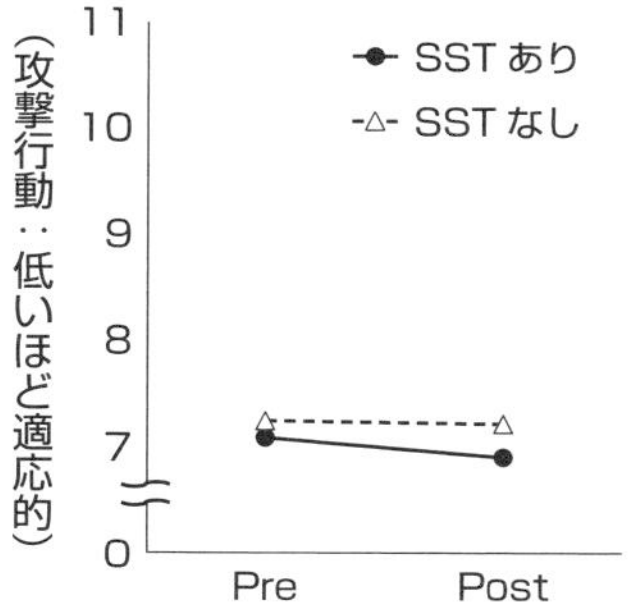

図 3-3　SST 実施による攻撃行動の変化

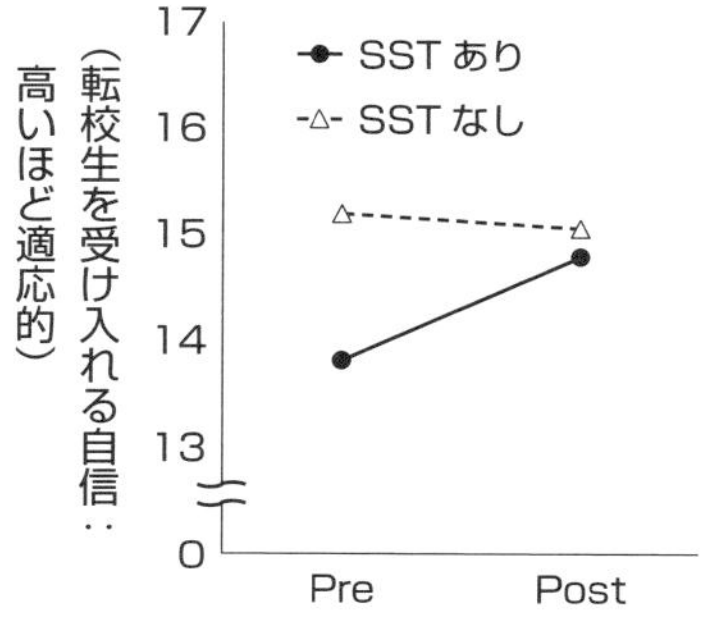

図 3-4　SST 実施による転校生受け入れの自信の変化

データをまとめた結果が、**図3-1**、**図3-2**、**図3-3**、**図3-4**です。図３-１を見ると、向社会的スキルはＳＳＴに参加してもしなくても増えています。ふだんの学校生活を通して、自然と向社会的スキルが伸びているのかもしれません。一方、図３-２を見ると、ＳＳＴに参加しなかった子どもたちは引っ込み思案に変化がありませんが、ＳＳＴに参加した子どもたちは引っ込み思案が少なくなっています。ただ時間が経過するだけで、自然と引っ込み思案が解消されるのであれば、ＳＳＴに参加しなかった子どもたちも引っ込み思案が少なくなるはずです。つまり、ＳＳＴに参加した子どもたちの引っ込み思案が少なくなったのは、ＳＳＴの効果だと言えそうです。次に、図３-３を見ると、ＳＳＴに参加してもしなくても、攻撃行動に変化は見られません。今回は、怒りを感じたり攻撃行動をしてしまうような場面を想定したトレーニングを行っていないので、攻撃行動には変化がなかったのかもしれません。

最後に、図３-４を見ると、ＳＳＴに参加した子どもたちのみ、転校生を受け入れる自信が上がっています。今回の取り組みで最も大切にしていたのは、この結果でした。今回の取り組みの出発点は「誰もが気持ちよく受け入れられるクラスにしたい」という担任の先生のニーズであり、ＳＳＴによる社会的スキルの向上は、そのための支援者側が考えた手段です。支援の原点である担任の先生のニーズに応えられているかどうかが、今回のＳＳＴで最も大切なことでした。図３-４は、ＳＳＴを用いることで担任の先生のニーズに応えることができた、ということを示唆しています。

このように、ＳＳＴに参加した子どもたちは、引っ込み思案が解消され、転校生を受け入れる自信を高めることができました。このような良い結果が得られるとわかった以上、ＳＳＴに参加しなかった子どもたちに同じ利益を提供しない理由はありません。研究が終わった後には、ＳＳＴに参加しなかった子どもたちにも、同様のＳＳＴに参加してもらいました。以上の取り組みの詳細を知りたい方は、高橋・小関・小関(8)を参照してください。

4　子どもの人間関係を支える心理療法

心理支援の現場で出会う子どもや家族は、「子どもには○○のような支援が必要だ」「相談に来るクライエントは△△である」という言葉でひとくくりにできるものでなく、背景も、困りごとも、希望もさまざまです。ただ話を聞いてほしいだけのときもありますし、自分が行っている方法（例：子育ての方法）が正しいのかどうか確証をもちたいというときもあります。困りごとを解消するためのアドバイスがほしいときもありますし、自分自身にはまったく手に負えない状況で具体的な手助けがほしいときもあります。クライエントの状態やニーズ、必要な支援を、事前に決めてかかることはできません。だからこそ、クライエントが今までどんな経験をしてきて、今どんな状況に置かれていて、これからどんなふうに暮らしていくことを望んでいるのかを理解して、共有して、それを軸に支援を進めていくことが求められます。

そのため、心理療法には、クライエントの過去・現在・未来を理解するプロセスがあります。それは、「アセスメント」や「見立て」といった言葉で表現されます。本章でご紹介したクラス支援では、転校生を受け入れるクラスづくりに活かすために、子どもたちの様子を観察したり、これまでの子どもたちの様子や今後の希望を担任の先生から聞き取ることで、具体的なターゲットスキルを決めました。つまり、クライエントは、「誰もが気持ちよく受け入れられるクラスにしたい」という希望をもった担任の先生でした。それでいて、ＳＳＴに参加する子どもにとっても有意義な体験になるよう活動の工夫が織り込まれ、実際に子どもにとって有意義であったかどうかを確認するアセスメントも行いました（高橋・小関・小関[8]を参照のこと）。

このように、ＳＳＴでは、ターゲットスキルが身についているかどうか、身についたターゲットスキルがクライエントの生活改善や満足につながっているかどうかを確かめながら、支援を進めていきます。これを、心理療法では、仮説検証プロセスと呼びます。仮説検証プロセスには、大きく分けて４つの要素があります。１つめは、情報収集です。クライエントに合った支援をするために、クライエントや支援方法について事前の下調べをします。心理学全般に関する知識やクライエントのために専門家として学び続けるということでもあります。２つめは、仮説立案です。心理学全般に関する知識やクライエントの個別情報をもとに、クライエントが抱えている困難の維持プロセスや改善プロセスを整理します。クライエントが抱えている困難について支援者自身がどう考えているかを自覚し、必要に応じて関係者に説明できるようにするということです。３つめは、支援実行です。支援の結果として変化が起こりそうなこと（例：社会的スキル）を定点観測して、仮説どおりに改善しているかどうかを確かめます。支援者の独りよがりの支援にならないよう、クライエントに支援が届いているかどうかをクライエントの反応から教えてもらうということです。４つめは、ふり返りです。仮説どおりに改善していなければ支援方法の変更を検討したり、支援を通して新たな困難が見つかってきたときには別の支援を追加したりします。心理療法を含む対人援助の仕事では、最初からクライエントにとって最適な支援をできることばかりではありません。支援者としてのそうした限界から目を背けず、クライエントのために常に支援の修正・改善を繰り返していくということです。

ＳＳＴでは、こうした仮説検証プロセスに加えて、心理学の基礎領域である学習心理学と認知心理学で明らかにされてきたさまざまなメカニズムが活用されています。仮説検証プロセス、学習心理学、そして認知心理学という3つの科学的素養をベースに、目に見える具体的な変化をクライエントに感じてもらえるのが、「認知行動療法」と呼ばれる心理療法です。ＳＳＴは認知行動療法に含まれる支援方法です。

他にも、子どもの人間関係を支える心理療法を行う際には、心理学の素養が活かされています。たとえば、子どもを対象とした心理療法においては、発達的視点をもつことがとても大切です[3]。今回の取り組みでターゲットスキルとなった「問題解決スキル」については、参加者の学年によって有効なエクササイズが異なるということが、発達心理学の研究から報告されています[9]。そこで、今回の取り組みでは、研究知見を参考にして、対象者の学年に応じてエクササイズを選定しました。

発達心理学に限らず、心理学の関連領域には、人の行動や心の動きを理解する上で役に立つ知識がたくさんあります。人間関係に困っている子どもとその家族をサポートする対人援助職の一員として、心理学の素養をもった専門家の活躍が求められています。

5　さいごに

大きなストレスを感じている子どもとその家族を支えるためには、学校を誰もが安心して通える環境にすることが大切です。もちろん、そのための方法・手段は、認知行動療法に限りません。心理療法だけで子どものサポートをすることもありません。専門家として子どものサポートにあたるには、医療や教育など関連するいろいろな分野に関する知識と、認知行動療法を含むさまざまな支援技法を使いこなす技術、そして、それに裏打ちされた幅広い総合的な視野が必要です。子どもの人間関係の支援に興味のある方には、今回ご紹介した社会的スキル訓練だけでなく、さまざまな心理療法の勉強をすることをオススメします。どの心理療法もクライエントの人間関係を大切にしていますが、「対人関係療法」[5]や「家族療法」[4]などは、人間関係に特に強く焦点を当てた心理療法であり、支援効果の科学的根拠もしっかりしています。

私たちはこれまでに地震による困難をたびたび経験してきました。１９９５年1月17日の阪神・淡路大震災、２００４年10月23日の新潟県中越地震、２０１１年3月11日の東日本大震災、そして２０１６年4月16日の平成28年熊本地震と、大きく報道されたものだけでも最近20年の間に4回もの震災がありました。そこでは、大切な人との別れによって言葉にできない思いをもった子どもが数多くいたと考えられます。一方で、ボランティアスタッフとの交流や避難先での新しい人間関係に支えられたという子どももいたかもしれません。震災後の親子を支えるために私たちができることとして、物資による支援はもとより、「交流による支援」のあり方を模索していくことも大切かもしれません。

付記

本稿は、高橋・小関・小関[8]をもとに加筆・修正を行ったものです。

第Ⅱ部

生活に根ざした支援のあり方を探る

第4章
人形劇活動を通じた避難児童の支援を目指して

1　はじめに

東京電力福島第一原子力発電所の事故は多くの避難者を生み出しました。避難者は慣れ親しんだ土地から離れ、家族や古くから付き合いのある人々との関係に折り合いをつけつつ、避難先では住居の確保や就労といったいくつもの困難に、息つく間もなく対応せねばなりませんでした。なかには家族が離ればなれになることを余儀なくされたケースもあり、被災者が家族のあり方をあらためて考えるきっかけになっていたと思われます。

私たちが所属する早稲田大学人間科学研究科発達行動学研究室は、関東方面に避難している家族を支援・調査することを目的に「かささぎプロジェクト」（２０１１年６月〜）を立ち上げ、２０１５年現在も埼玉県を中心に小規模ながら活動を続けています。

本章では、かささぎプロジェクトが取り組んだ多岐にわたる活動のなかから、埼玉県に避難したものの、地域へ適応することが困難だった家族への支援を例に、子どもとその保護者に対する支援のあり方について考えたいと思います。

2　埼玉県における避難者支援

埼玉県は全国でも避難者の多い地域です（２０１５年10月時点で５６２３人、埼玉県ＨＰより）。原田と西城戸[3]によれば、埼玉県庁が最初の頃を除き避難者支援に消極的であったため、市町村や民間によって支援が模索されてきたという特徴があります。具体的には大きく分けて四つの支援の取り組みがなされ、そのときどきに必要な支援が追加されてきました（**表4-1**）。

本章ではこれらの活動のうち、交流会に注目しようと思います。避難先の各地域では、避難者同士あるいは地域のボランティアと関係を築く場の一つとして、交流会と呼ばれる活動が組織されました。団体によって理念や規模、開催頻度、活動内容、参加者の特徴が異なるため、交流会活動を一言で説明することは容易ではありませんが、埼玉県では支援団体や避難者自身が主宰する交流会活動が活発に行われており、２０１５年８月の時点では30団体以上に増えています。

セルフヘルプ・グループとしての交流会

埼玉県の交流会を対象に私たちが行った調査では、福島県の警戒区域からの避難者をはじめ、警戒区域外の避難者や津波の被害に遭われた方の参加が見られました。参加者の年代は60代以上が多く、立ち上げた時期に関わらず「サロン・カフェ」「情報提供」が主要な活動となっています[7]。交流会で、参加者は、震災前に同じあ

表 4-1　埼玉県における避難者支援

	支援の種類	時　期	取り組みの様子	目　的
1	住宅・物資・法律相談を通した生活保障	2011 年 3 月〜	避難所の開設，住宅提供や借り上げ住宅制度の導入，上下水道料金の減免や義援金（一部市町村のみ），家電製品の配布，法律相談など	避難者の生活を支える取り組み
2	交流会の開催	2011 年 4 月〜	2015 年 9 月時点で 30 団体以上が活動，集合住宅の避難者の自発的交流会，分散している避難者の参加する交流会	孤立化の防止，避難者を自治体・支援団体とつなぐ
3	情報提供（避難者向け情報誌）	2012 年 4 月〜	避難者向け情報誌「福玉便り」の発行（2015 年 9 月時点で 4,000 部発行）	行政などの情報が届きにくくなっている避難者に交流会やイベントを紹介，子育て・教育・健康の情報を掲載，当事者団体同士の連携，他地域の活動の様子の紹介や参加を促す，など
4	官民協働による訪問活動	2011 年 10 月〜	市の臨時職員＊や復興支援員による戸別訪問，その後ろ盾となる市町村職員・士業団体・民間支援団体による情報交換（「震災連絡協議会」），当事者団体・支援団体・福島県職員・双葉 4 町役場職員による会議（「福玉会議」），当事者の代表による会議（「福玉リーダー会議」）の開催	交流会に参加できない避難者のニーズ把握，専門機関とつなぐ

（原田・西城戸，2015 をもとに著者作成）
＊市内の避難者を臨時職員として雇用（越谷市，2011 年 10 月〜）

るいは近い地域で暮らしていた同郷の参加者らと出会い、思い出話をしたり、近況を報告し合ったり、互いに自分の抱えている問題を相談し合ったりしながら数時間一緒に過ごします。

このように、何らかの問題や目標を抱えた同じ境遇にある人同士が、コミュニケーションをしながら一定の時間を共有するという活動のあり方は、ある種のセルフヘルプ・グループを連想させます。セルフヘルプ・グループの定義についてはさまざまな考え方がありますが、本章では野口[8]や伊藤[5]を参考に、「何らかの問題や目標を抱えた同じ境遇にある人同士が、コミュニケーションによって問題解決の道を探る営み」としておきます。ガートナーとリースマン[2]は、以下の点をセルフヘルプ・グループの特徴として挙げています。①対面し互いに影響し合う関係が常にある、②常に自発的なものである、③個人の参加が重要であり、官僚化はセルフヘルプ組織になじまない（横並びの関係が望ましい）、④参加者は活動に同意し、取り組んでいる、⑤多くの場合、グループはまずまったく力のない状態から始まる、⑥よりどころとなる集団（他人と結びついたり同一化する場、活動の拠点、自我強化の源泉（自分らしさを実感する））としてのニーズを満たす、の6点です。これらの多くは避難者の交流会にも当てはまります。ただ、埼玉県の交流会を例にすると、各種ボランティアをはじめ、法律家や臨床心理士といった専門家が加わっている分、避難者の交流会をセルフヘルプ・グループとみなす場合には、やや独特な集団を形成しているといえるかもしれません。

さて、セルフヘルプ・グループの観点から交流会の活動をみると、「原発事故による避難者」という参加者の背景が、特有の問題を生じさせることがあるようです。かささぎプロジェクトによる聞き取り調査で把握しているところでは、「出身地域別に派閥ができ、お互いに対立する」「複数の交流会同士で不和やメンバーの取り合いが起こったりする」「経済的に苦しい家庭は、入会費・参加費を必要とする交流会への継続的な参加が難しい」といった意見がみられます。また、「避難者によって交流会に求めているものが違うようだ」「支援者の意向と参加者のニーズの間にズレが生じている」といった、ニーズとサービスのギャップの問題。より切実なも

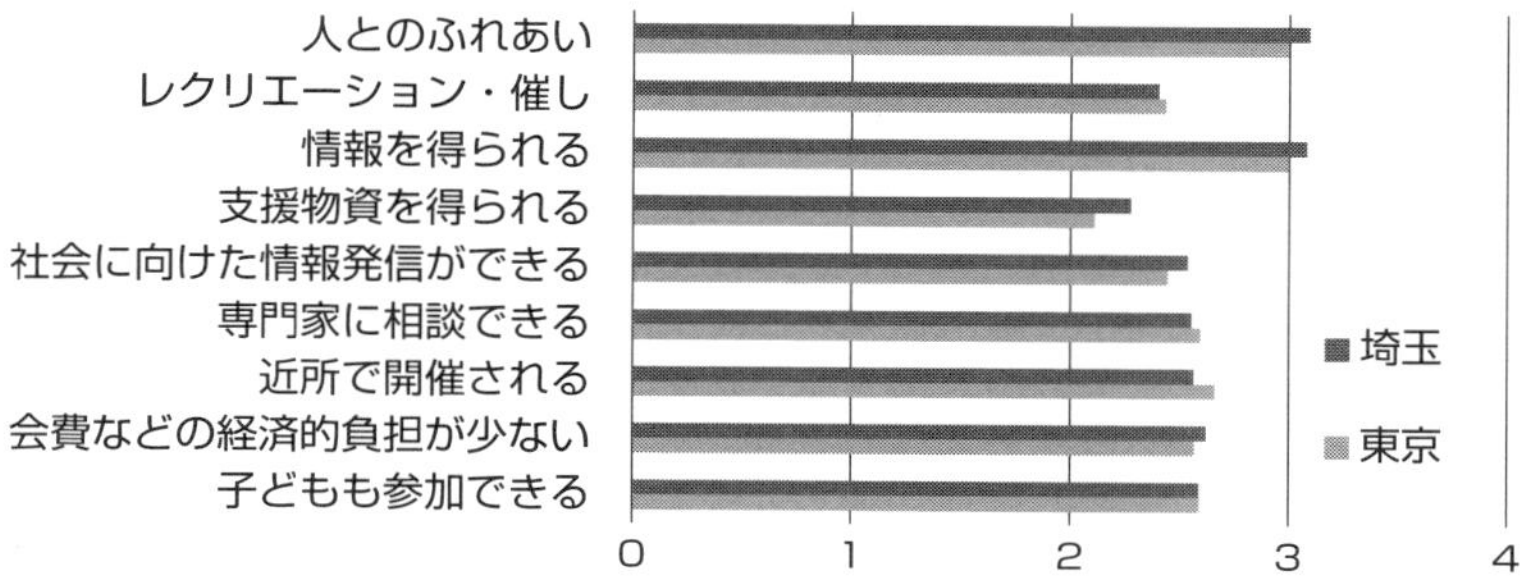

図 4-1　コミュニティー・交流会に参加する際に重要視すること

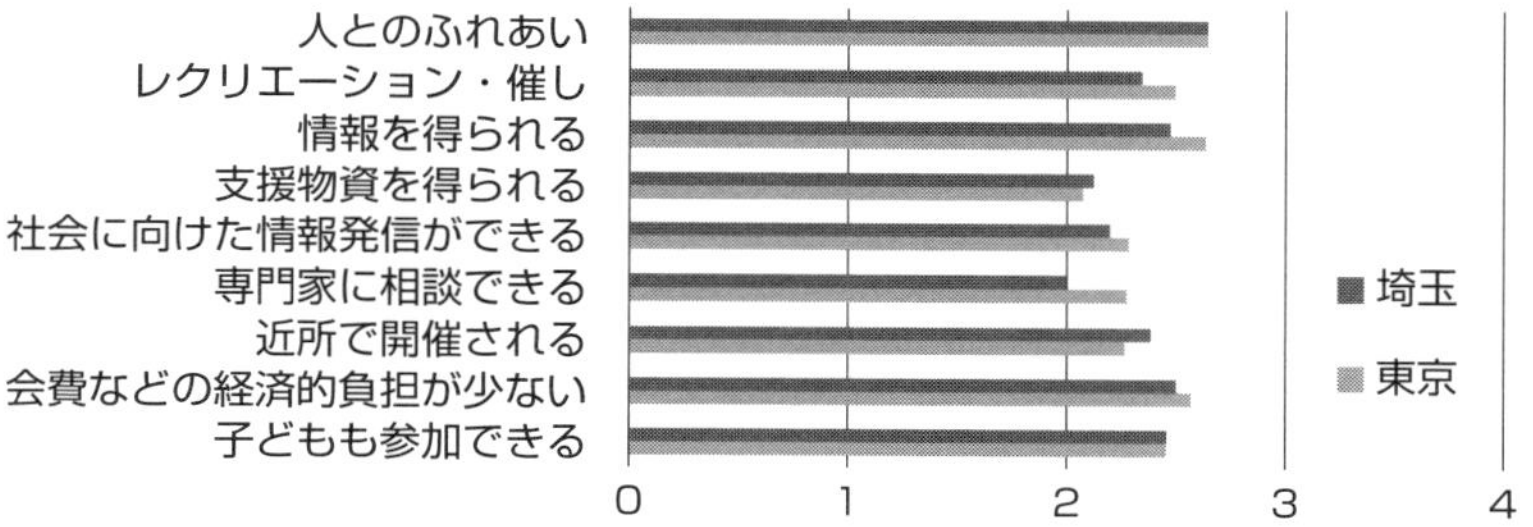

図 4-2　現時点における交流会・コミュニティーの満足度

のでは「今はどこに行っても『前向き』であることを求められてしまう」「苦しい心情は口に出しづらい」「叱咤激励されるのは負担に感じてしまう」「支援してくれる人にたどりつくまでにギブアップしてしまいそう……」といった声が聞かれました。[4] ひとくちに避難者といっても、避難元の地域や被災の程度により、置かれている状況は異なります。そうした人々が一くくりに同質の避難者として扱われたり、それぞれの参加者がお互いに他の参加者との違いを感じたりすると、こうした反応も起こるのでしょう。この点については、私たちの行った交流会の活動の例を踏まえ、後でもう一度取り上げます。

　辻内は、埼玉県に避難している福島県民２０１１世帯を対象に質問紙調査を行っています（回答数４９０件／回収率24・４％）。それによると、交流会に参加したことがあると答えた埼玉県の避難者は20％でした。2年後の同じ時期に行われた同様の調査[10]でも、29％の避難者が交流会に参加していると回答しています。また、参加者が回答した交流会に対する総合的な重要度と満足度をみると、一定の評価を得ており（図4-1）（図4-2）、このような場を必要とする避難者が多く存在していることもうかがわれます。

私たちは、2012年10月頃から埼玉県のいくつかの交流会へ実際に足を運び、交流会に子どもの参加があまり見られなかったことに気づきました。当時の交流会は基本的には大人が活動する場であり、子どもを主役とした交流会がほとんどなかったのです（避難者の親子を招待した観劇や行楽に行くといったイベントは多く見られました）。

大人に焦点を当てた交流会のあり方にはもちろん意味があったと思います。一方で私たちは、聴き取り調査などから、避難先になかなかなじめず支援を必要としている子どもも表面に出ないまま存在すると考え、そうした子どもに対する支援の不足を感じていました。そのような思いから、自分たちの専門性を活かして何かできることはないかと考え続けた末に、子どもを対象とした交流会を立ち上げることにしました。ただしそれは、これまで説明した「一種のセルフヘルプ・グループとしての避難者の交流会」という考え方にはなじまないものかもしれません。

次節からは、埼玉県で私たちが行った人形劇プログラムを紹介し、参加者である避難家族を例に、子どもを対象とした交流会の意味について考えます。

3　人形劇プログラムを通した避難家庭の地域とのつながり

ここからは、私たちの交流会に参加した避難家族を中心に、活動開始から3年間の避難家族の様子と交流会の活動の歩みを紹介します。以下の内容は、保護者のインタビューデータ、活動時に撮影したビデオ映像、子どもたちの感想文、活動中の様子のメモ、会議録をもとに構成しています。

人形劇である理由

人形劇は児童期の子どもたちに適しており、子どもが主体的に、継続してできる制作・表現活動という理由で採用しました。人形劇はつい立てが演じ手の身体を隠すため、内向的な子どもや気の弱い子どもでも演じやすいものです。また人形を用いることで、さまざまな感情の表し方をあらためて意識したり、身体動作や、人・モノの形状をとらえなおすことができます。[6] また、毎年開催される人形劇のイベントで上演を目指すという明確な目標を設定することで、集団としての意識や活動の見通しをもてるようにしました。人形劇プログラムには、ストーリーの創作、人形の制作、けいこ、上演、振り返りなど一連の活動が含まれます。また、人形劇にした理由には次の二つのねらいがあります。

①避難家族が避難した先の地域で対人ネットワークを形成するのを助ける
②児童期の発達を見守る・支える

交流会として人形劇を行う場合の一番の目的は、子どもたちに避難先で人間関係をつくる機会を提供し、慣れない地域で子育てをする保護者と地域の子育て世帯をつなぐ場をつくることです。人形劇は複数人の演じ手が一度に劇に参加することができ、人形制作や内容の相談、練習時間を共有する過程があるため、この目的を達成するうえで理に適っているといえます。また、子どもたちが練習をしている間に、保護者同士が交流できます。この目的を達成するため、セルフヘルプ・グループでいうところの参加者の背景の違いにはあまりこだわらず、避難以前の居住地や避難の理由などは問わずに、活動拠点となる所沢市やその周辺地域の家庭に積極的に参加を呼びかけた点は、他の交流会と異なるところです。その他に、子どもたちの発達をモニターしつつ、震災以前の同居者（祖父母）に活動中の様子をまとめたＤＶＤを送るなどして心理的につないだり、必要に応じて臨床心理士や司法書士に参加をお願いしました。また、人形劇の指導には専門的な知識やスキルが必要とされるため、小学生の人形劇指導に長年携わってきた「ＮＰＯ法人のういくネットワーク」に協力を求めました。人形劇の指導だけでなく運営面での助言も受け、さらに、避難家庭を支援したいという共通の目的意識から、第2期・第3期はふたつの団体の共催となりました。さらに、研究室に所属する大学生にもボランティアとして参加してもらいました。

人形劇プログラムに参加した避難家族

人形劇に参加してくれた避難家族は一家庭だけでした。その避難家族（Ｍ家）の家族状況について紹介します。なお、個人情報に配慮するため仮名で表記し、そのほかの事柄もＭ家について書くにあたり支障がない程度に変更しています。

Ａ　家族構成

父Ｙさん（40代）、母Ｓさん（30代）、Ｅくん（高1）、Ｍくん（中2）、Ｈちゃん（小4）、Ｙちゃん（小4）の6人家族で（年齢は人形劇の開始時点）、南相馬から所沢市の近郊に避難していました。避難前は、父方の祖父母と同居していましたが、祖父母を南相馬に残して避難生活を送っています。次男のＭくんは自閉症の診断があり、通級指導を受けています。

B　人形劇プログラム参加の経緯

避難後に近くで開催された避難者向けの交流会に参加し、物資の支援を受けたり食事会に招かれたりしていましたが、足が遠のくようになっていました。母Sさんはその理由として、「行ってもお客さん扱い」され、他の参加家庭と交流する時間をほとんどもてなかった体験を挙げてくれました。その交流会では子どもが自ら進んで活動する機会に乏しく、母Sさん自身も人間関係を築きにくい状況であったことがうかがわれました。そのため、地域の家族が定期的に集まり、共通の目標に向かって練習を重ねる人形劇プログラムに興味をもたれたとのことでした。

人形劇プログラムとM家

それでは、先に述べた活動目的①と②に関連するエピソードを織り交ぜつつ、人形劇プログラムを時系列に沿って振り返ることにします（図4-3）。なお、「　」内は話した内容です。

A　〈第1期　人形劇プログラム〉（2012年11月〜2013年8月）

第1期は避難家族であるM家と地域の家族、人形劇スタッフそれぞれの意見を調整しつつ活動を重ねることで、互いの関係を築いた時期です。参加者は4家庭と少ないものの活動は成立し、その後も順調に回を重ねました。目標であった1回目の人形劇まつりでは堂々とした演技を披露し、参加家族もスタッフも気持ちが一つにまとまってきたように見えました。会として順調に回数を重ねていった一方で、参加者同士の立場の違いを

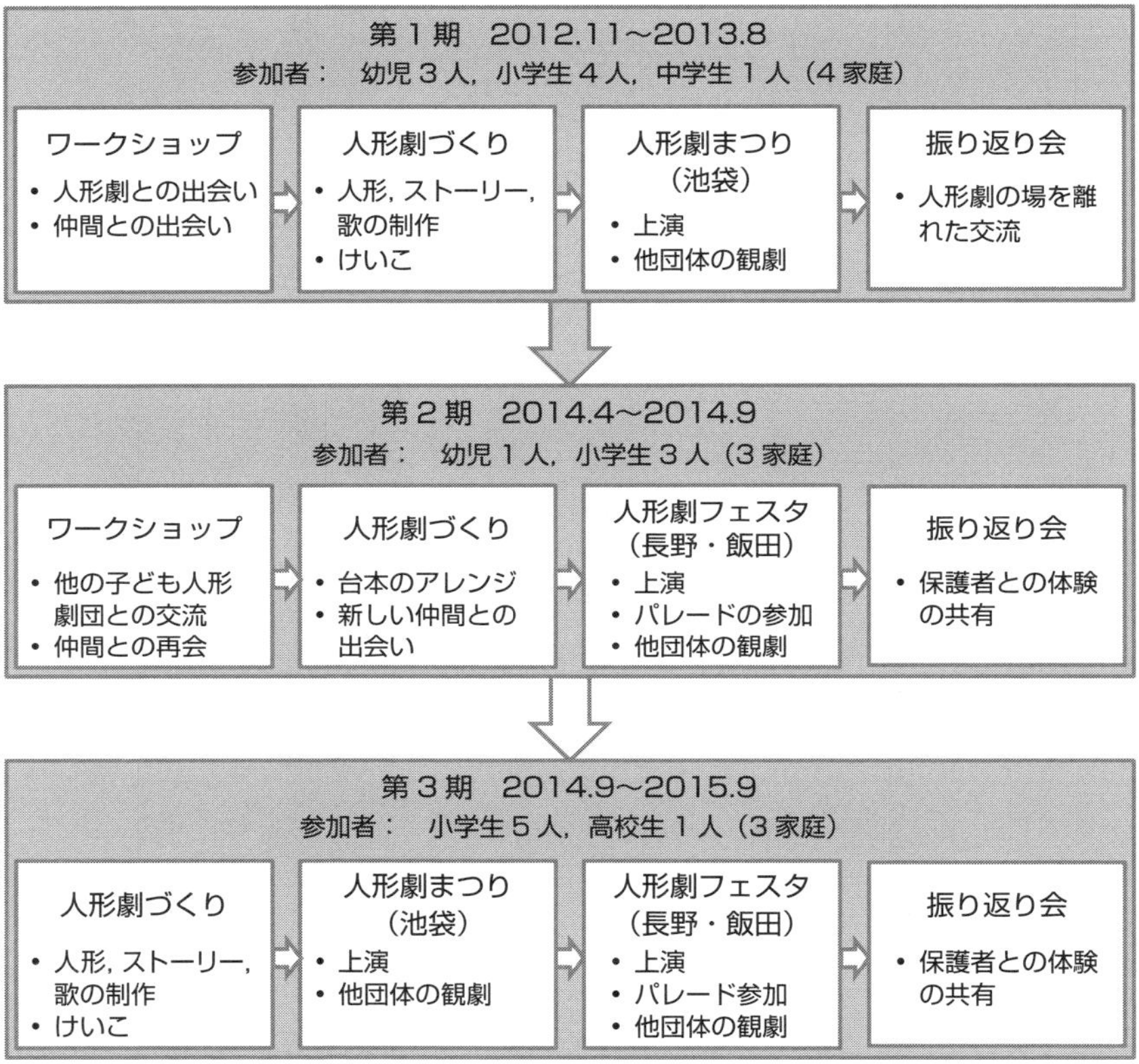

図４−３　人形劇プログラムの経過と内容

突きつけられる出来事もありました。

きっかけは活動を振り返る機会として設けたバーベキューでの食材選びでした。避難家庭であるM家は「店で売ってるものであれば」と、食材の産地や放射線量をとくに気にするといった様子はありません。自主避難をしているM家の父母からすれば、避難先の所沢は少なくとももとの居住地より安心して生活できる場所です。食品に対しても、被災地より安全だと考えていました。しかし、地域に住むある家族は子どもたちへの食べ物からの内部被曝の影響を心配し、国の基準より厳しく検査した店の食材や外国産の食材を選んでいました。

後のインタビューでM家の母Sさんは、「(避難先のスーパーで売っているものを心配していては)南相馬には(戻れない)、帰省とかでも帰れなくなってしまうので」と語っています。その語りを聞いて、放射能と安全に対する考え方の違いが、人形劇の場を超えてM家と他の家庭が付き合う際に、障壁となっていたのではないかと、私たちの配慮の至らなさを反省しました。しかし、母Sさんは「考え方が違うということで友達付き合いを拒むわけではなかった」とも述べています。

このエピソードは、支援のあり方を思案するうえで、立場の異なる人々が交流会に集うことの意味を考えなくてはならないことを私たちに教えてくれました。

B　〈第2期　人形劇プログラム〉(2014年4月〜2014年9月)

第2期からは、人形劇を指導してくれたのういくネットワークが主宰する、別の子ども人形劇団から一部のメンバーを招き、M家のHちゃんとYちゃんで新劇団を作り、イベントでの人形劇の上演を目指しました。前年に参加した池袋の人形劇まつりには参加できませんでしたが、代わりに長野県飯田市で開催されたいいだ人形劇フェスタで上演しました。3泊4日の合宿になりましたが、親元を離れても不安がることはなく堂々と上演していました。

人形劇をただこなすのではなく、さまざまな場所に出かけ、いろいろな人と出会うことが子どもたちにとって意味があったのかもしれません。第2期の終了時点で子どもたちには学校で友人ができていたこともあり、避難先で人間関係をつくることをねらいとした、当初の人形劇の役割は終えつつあるという手応えを感じていました。しかし、継続を希望する子どもたちの熱意もあり、第3期の活動につながりました。

C 〈第3期　人形劇プログラム〉(2014年9月〜2015年9月)

第3期になると、すでに2年の積み重ねのあるM家の子どもたちは人形劇活動の意味を自問し、自主的に取り組む姿勢がいっそう見られるようになりました。M家とスタッフや人形劇メンバーは、3年間同じ時間を共有するうちに、支援者-被支援者というとらえ方がふさわしくないと思えるほど、対等な仲間関係に移っていったように思います。人形劇プログラムは、子どもの活動を中心に、さまざまな立場からの眼差しが折り重なり合い、それゆえに問題が生じたり、多様な関わり方が受け入れられる場であったと見ることができるでしょう。

人形劇プログラムの評価

3年間の人形劇プログラムを終え、母Sさんへのインタビューから、M家がどのように活動を評価しているかを紹介します。まず、率直な感想として、思い描いていた活動内容との差異が語られました。

> 私のなかのイメージでは、けっこうお話が決まっていて、人形が決まっていて、っていう感じで練習するのかと思っていました。人形も自分たちでつくっていけて、話も作っていけてって、どんどんこう自分たちがやらないと、先に進まないっていう風にしてもらえたのが、すごくよかったかなって思って。でな

いとまたお客さんみたいな感じで、言われたことをやって帰るっていう感じになってしまったと思うので。で、やっぱりそれだったから（子どもたちが）今もやりたいって言ってて。

先に述べたとおり、Ｍ家は人形劇へ参加する以前に足を運んでいた避難者向け交流会で「お客様扱い」され、受け身でいることが必要だったことから参加者同士の交流を阻まれ、会に定着できないという経験をしています。こうしたことは交流会に参加する他の避難者にもある程度当てはまる問題であったと思います。交流会の主催者側もそうした実態を把握し、解消すべき課題のひとつとして認識していたようです。埼玉県に避難する被災者向けの情報紙「福玉便り　２０１３春の号外」によると、例えば、過度にきめ細やかなサービスは参加者をかえって「申し訳ない」という気持ちに陥らせてしまうことがあるため、「支援をする／される」関係からの転換を課題として挙げる交流会の主催者もいます。私たちが交流会を視察したなかでは、こうした課題に対して、集まった参加者に会場での受付係など何らかの役割をもってもらい、交流会を一緒に作り上げていくという側面を強調する団体もみられました。

私たちの人形劇プログラムは、台本から人形制作に至るまですべて一から作り上げることから出発しました。結果的にそのことが、過去に別の交流会でお客様扱いを受けた経験のあるＭ家にとっては好印象に映っていたことがうかがえます。続けて、子どもたちにとってどんな意味がある活動であったかが語られました。

子どもたちも、人前で何かをするっていう経験って、すごい、なかなかうちでは作ってあげられない場なので、そういう場所があって経験できたっていうことはすごいよかったって思いますし、あとは合宿に連れて行っていただいたっていうのも、すごいこう、親と離れて、学校でもなく、行けたっていうのはなんかこう成長につながったんじゃないかなって思います。

このように、母Sさんは、劇の発表などを通して人形劇プログラムへの参加が子どもの成長につながったと感じているようです。そうした変化は日常生活のなかでも見られるそうです。たとえば、人形劇の活動が終わった後、HちゃんとYちゃんは小学校で朗読劇発表会での役を決めることになりました。その際、2人とも率先して手を挙げるという積極性をみせたそうです。また、学級内で係を決める際にも立候補するという出来事があったそうです。「そういうことをしない子どもだったので」と驚きとも喜びとも取れる表情で後日談を話してくれました。子どもたちの些細な変化も人形劇に関連づけて解釈する様子からは、お母さん自身にとっても人形劇が意味のある場所であったことがうかがわれます。一方で、残念だったこととして参加していた他の家族が顔を見せなくなったため、休みの日に会ったりするほど家族間の仲が深まることがなく、プログラムが終了してしまったことが語られました。

3年間の活動を振り返って

最後に、先に挙げた活動の目的の、①避難家族が避難した先の地域で対人ネットワークを形成するのを助ける、②児童期の発達を見守る・支える、についてどの程度達成できたのかを検討します。さらに、人形劇プログラムを避難者を対象とした交流会の一種ととらえ、その一般的な意味について考えたいと思います。

まず、ネットワークの形成という点では、家庭や学校の外に同年代あるいは大人との人間関係をつくれたことは、子どもたちにとって慣れない土地での生活を支える足場づくりに役立ったと考えます。他方で、保護者、とくにM家の母Sさんにとっては、開催頻度の問題もあり人形劇で人間関係を築くには至りませんでした。参加家族同士のつながりはできませんでしたが、大学の学生スタッフや、人形劇を指導してくれたのうぃくネットワークの関係者とは、今も公私の別なくお付き合いが続いています。避難先に3年間一緒に過ごした見知った人々がいることは、M家にとって心強いことだと思われます。

次に児童期の発達という点では、現時点ではまだ評価ができないことかもしれません。しかし、交流会の取り組みとしては、児童期・思春期の子どもたちを3年間にわたって見守ることができたという事実に意味があったと考えます。時間を共有するなかで、私たち自身が子どもたちにとって、モデルとしての重要な他者になり得た可能性があるからです。

先にも述べましたが、何らかの問題や目標をもつ同じ境遇にある人同士が、コミュニケーションを通して一定の時間を共有するという活動を行う交流会は、一種のセルフヘルプ・グループとみなすことができるでしょう。私たちは人形劇を交流会と位置づけていますが、避難者に限らず地域住民や大学関係者など、さまざまな立場にある人々が参加しました。その点で従来のセルフヘルプ・グループの定義からは逸脱しています。バーベキューの食材選びの場面では、避難者と避難者でない家族の立場や考え方の違いが表面化し、活動するうえで、どこまで配慮が必要か考えさせられることもありました。場合によっては参加者が傷つくことがあったかもしれません。しかし、少なくとも子どもにとって避難先で他者と交流することの意味を考えたとき、交流会に集まる人々が「何らかの問題や目標をもった同じ境遇」である必要があるとは、必ずしも思いません。例に取り上げた家族の子どもたちは、学校の行事以外の機会として、人形劇プログラムを通じてさまざまな場所に出かけ、いろいろな立場にある他者と関わることで成長できた部分が確かにあるように思います。私たちの交流会の活動が子どもたちとその家族にもたらした意味は、きっと、子どもたちが大人になったときに教えてくれると思われます。私たちは長期的な見通しをもって、そうしたことも今後確認していきたいと思っています。

4　結びにかえて

原発事故からの避難が被災者から数え切れないほど多くのものを奪い去りました。そのなかには、生活を営むうえでの自主性や、日々の生き生きとした感覚も含まれているように思います。それは大人の避難者に限らず、子どもにも当てはまることです。私たちの人形劇プログラムは、結果的に避難家族が自主性を取り戻すことを支援したといえます。

避難という非日常的な事態にあっては、さまざまなことが避難者の生活の重荷となります。ニーズや避難者を脅かしている問題を特定することは、次に必要とされている支援を考えるためには必要なことかもしれません。一方で、避難者を元気づけている要因を明らかにすることも、心理学的な観点から考える価値のあることだと思います。人形劇プログラムは、地域のさまざまな人と出会うことを通して避難家族、とくに子どもたちが元気を取り戻すことができた例として位置づけられ、一つのモデルになるでしょう。

第5章 被災地での乳幼児健診を拠点とした新たな子育ち／子育て支援

1 はじめに

未曽有の被害をもたらしたと言われる東日本大震災では、阪神・淡路大震災など過去の災害からの教訓も受けて「心のケア」の重要性が強く叫ばれました。しかし、実際に被災した方々のニーズに即して支援することは容易ではありません。特に子育て中の親は、最低限の子どもの安全と生活を確保することに精いっぱいで、専門機関へ相談に出向く余裕はないのが現状でした。

それでも、乳幼児期は子どもの発達・成長にとって取り戻すことはできないとても大切な時期です。子どもの「健やかな育ち（子育ち）」を守るために、子育てをしている親や養育者をサポートしていくこと（子育て支援）が重要なのはいうまでもありません。

私たちは、特別な相談の場というよりも、乳幼児健診という、全ての親子が利用する場を活用し、子どもの子育ちと親の子育ての心理的ケアを主とするサポートを試みました。

本章では、現在も続いている支援の経過を振り返り、今回の災害から復興に向けて、県内外の支援者が出会い、子育て家庭の生活の場に寄り添う子育て支援が持続、発展してきたプロセスを検討してみたいと思います。

2　震災後の乳幼児健診をとりまく状況

震災により、健診会場の多くが避難所や物資倉庫として使われたり、水や電気などのライフラインが断絶したりして、健診再開は困難な状況でした。しかし1歳児と3歳児への乳幼児健診は法律で実施が定められています。それゆえ、多くの自治体では震災後数週間で健診を再開したようです。なかには、健診会場となる庁舎が壊滅的な被害を受け、健診再開に数カ月を要したところもありました。

再開直後は断水でトイレが使えなかったり、停電で暖房が使えず身体計測を着衣で行ったりもしました。また、数カ月間は健診中に緊急地震速報が鳴って揺れが来ることも頻繁でした。硬い表情で抱き合う親子の姿がみられ、緊迫した空気がありました。

保健師の多くは自らも被災者でありながら、避難所を支援するために、夜は庁舎に泊まり込み、日中は通常業務に従事するなど、過酷な状況下におかれました。このような保健師の状況を理解し、サポートすることが、乳幼児健診を持続的に行うためには不可欠だったと思われます。渦中の支援者が自らそれを口にすることはほとんどないと思いますが、支援者支援の視点は、常に周りが配慮して環境やシステムを整えていくべきことだと思われます。

3　支援の始まり

震災後まもない時期に、日本小児科医会では「災害時子どもの心支援委員会」を立ち上げ、いち早く被災地への支援を開始しました。その活動の一つが、宮城県小児科医会との連携のもとで行われた「子どもの心のケア」事業です。委員会の委員である臨床心理士が企画、コーディネーターとなり、地元の臨床心理士を派遣・バックアップして子育て家庭への継続的な支援を行おうというものです。

この支援活動で、特に重視したことは、①利用者の利便性、②心理相談の地域への適合性、③持続的な支援の実現の3つでした。

第一に、公共交通が便利でない地区の上に、車が流出したり道路が寸断されたりして、遠くの機関へ出向いて支援を受けることは、震災前以上に困難な状況でした。子ども連れであればなおさら、利用者の利便性を考慮せねばなりません。

第二に、東北地方は一部の都市を除いて相談機関が少ないため、相談は「特別なこと」とみなされがちです。そもそも、気軽に相談機関を訪れにくいという地域性もありました。その気軽さをどうやって実現するかが、重要なことでした。

第三に、震災が生活全体に及ぼすダメージを考えたとき、急性期の緊急支援的な活動だけでなく、生活に寄り添う継続的な支援をしていくことを重視しました。短期間で長期的な支援体制を整えることは難しい課題ですが、多くの緊急支援がなされている時期にこそ、その後に続く支援の準備をどれだけ多くスタートさせられるかが、切れ目ない支援の実現には欠かせないことです。

以上の3点から、乳幼児健診の場を拠点にした「心のケア事業」を行うアイディアが生まれました。この事

表5-1　心のケア事業の主な目的

〈受診者への支援〉
1. スクリーニング（受診者自身の気付きの促し）
2. 相談・援助（親へのケアと子どものケアへの助言）

業は**表5-1**のように、健診を受ける乳幼児とその親への支援と、健診業務の重要な担い手となる保健師への支援という部分を含みます。全国小児科医会の一プロジェクトとして震災後約1カ月で企画が作られ、予算が組まれました。その後、委員会メンバーの臨床心理士（第二著者）が、現地の県の小児科医会と臨床心理士をつなぎ、具体化しました。支援地区は、津波被害が大きかった2市と沿岸部から集団避難している内陸部の1市となり、健診業務が再開して間もない頃に、合流することができました。

4　支援の実際

健診場面での実際の支援の流れは、保健師と相談し、「スクリーニングのためのアンケート↓健診会場（待合い、身体測定、発達検査を行うときなど）での行動観察↓気になる親子や相談希望者への声かけ↓相談活動↓カンファレンス」となりました。臨床心理士が具体的に入って行うのは、行動観察と相談活動、そしてカンファレンスとなります。この流れに沿った、実際の活動は次の通りです。

スクリーニング

健診会場には、見るからに険しい顔つきや沈んだ表情をしている親と、不安そうにしている子どもの姿がありました。こうした中で、健診会場で相談できるならと自ら相談を希望する親もいました。しかし一見わからないものの困難を抱えている親子や、相談したくても希望できない親もいます。

そこで、「こころとからだの問診票」を医師の診察を受ける前に記入してもらいました。これは震災後の子どもの様子を尋ねる項目と、保護者の状態を尋ねる項目、困りごとや心配ごとを自由に書く欄からなり、小児科医会の担当医と共に作成したものです(2)（表5-2）。

スクリーニングのためのアンケートを活用することは、相談のニーズのある親子に適切に出会い、声をかけていくためには欠かせません。表5-2に示されるように、項目の内容は被災したときの体験を直接聞くものではなく、現在の状態を答えてもらうことで回答する親の心理的な負担を軽減し、かつ親子の「いま」を把握することができます。

今回の場合にも、最初から活用を計画したことで、相談を効率的に行い、この地区の乳幼児と親のメンタルヘルスを継続的に記録していくことに役立ちました。

行動観察

健診会場は、子どもの発達や心の状況、さらに親子の関係性がよく見えます。一度にたくさんの親子が集う場ですので、全てをくまなく観察することはできません。しかし、心理相談のブースに親子がやってくる前の時間帯に、できるだけ多くの親子の様子を見ておくことは、その後のカンファレンスにおいて、保健師のとらえた情報を合わせることで、心のケアや親子の関係性の部分でフォローの必要なケースをすくい上げることに大いに役立ちます。

特定の役割にはめ込まれている他のスタッフとは別な視点で、会場を回っておくことの重要性は、その後保健師が、臨床心理士の活用が必要だと認識する鍵となっていきました。

表 5-2　こころとからだの問診票

保護者の項目（1 歳 6 カ月，3 歳 6 カ月共通）

1. あまり眠れない
2. 頭痛，腹痛，吐き気，めまいなどの体の不調を感じる
3. イライラしたり怒りっぽくなった
4. 色々と不安だ
5. ちょっとした物音や揺れに対してひどく驚いてしまう
6. 気分が落ち込んだり，寂しくなったりすることがある
7. 悪夢に悩まされることがある
8. 物事になかなか集中できないことがある
9. 子どもについ当たってしまうことが増えた気がする

子どもの項目（1 歳 6 カ月）

1. 食欲がなくなった（飲みが悪くなった）
2. 以前に比べて夜泣きが多くなった。またはなかなか寝付けなかったり，夜中によく目を覚ましてぐずるようになった
3. すぐ泣いたり興奮しやすくなった
4. 必要以上におびえたり，小さな物音にびっくりしたりする
5. 暗い所や特定の場所を怖がるようになった
6. 以前に比べてぜーぜーしたり体や目をかゆがるようになった

子どもの項目（3 歳 6 カ月共通）

1. 親にしがみついて離れなかったり，後追いが激しくなった
2. おもらし，おねしょをするようになった。またはひどくなった
3. 以前に比べてなかなか寝付けなかったり，夜中によく目を覚ましてぐずる
4. 必要以上におびえたり，小さな物音にびっくりしたりする
5. そわそわ落ち着きがなくなったり，集中力がなくなった
6. 暗い所や特定の場所を怖がるようになった
7. 以前に比べてぜーぜーしたり体や目をかゆがるようになった

相談活動

問診票の回答の状況から一定の得点となった方、自ら希望された方に臨床心理士による個別相談が行われました。このほか、会場での親子の様子や保健師との問診のときの話から相談につながるケースも多くありました。

今回対象となったある地域では、１歳６カ月健診では受診者の約５パーセント、３歳児健診では15～20パーセントが、会場での個別相談に結びついています。通常なら、わが子の順調な発達を確認したいというのが、健診にやってくる親の平均的なニーズですので、こちらの想像を超えるニーズがあったことになります。

心の相談を自ら希望する親からの相談は健診の時間内で行うため、短時間での見立てを行い、その場でできる心のケアを行います。例えば親の話を傾聴し、子どもの心に起きていることの理解と対応について話すだけでなく、保護者自身の不安にも焦点を当て、メンタルヘルスのサポートになるような情報やリソースを提供します。ケースによっては後日改めて個別相談を行う場合や、専門機関を紹介する場合もあります。また、継続して保健師がフォローする場合もあります。

なお、今回の支援では、個別の相談だけでなく、待合いスペースなどで居合わせた親子に対してこのような声かけを大切にしました。これも相談活動の一環です。こうした関わりのなかで、母親の表情が明るくなったり、「家でもこのような遊びをしてみます」と、あわただしい生活のなかでふと立ち止まって、子どものことを前向きに考える機会になったと思われるケースが多々ありました。

カンファレンスへの参加

健診後、保健師らが行うカンファレンスの場にチームの一員として加わり、その後の支援の方向性を検討します。保健師の専門性を生かした見立てと心理の見立てを合わせると、共通する部分と補完的に働く部分が見えてきます。

多くの職種が協働するチームで、支援の必要なケースをアセスメントすることは、臨床心理士の得意とするところであり、カンファレンスを通して、保健師自身がエンパワーされていきます。例えば、コメントを受けて支援の方針を有効に立てられたという実感が伴うと、自分たちの見立てを積極的に心理職と共有してコメントを求めるモチベーションが高まります。さらにその後、具体的にフォローアップしながら、支援の効果を共に振り返る機会をもつことで、ケース担当の保健師は自らの実践をチームとして評価・承認してもらうことができ、実践活動そのものがエンパワーされていくことにつながるのです。こうしたことは、支援者の疲弊感を緩和し、バーンアウトを予防する、重要な支援者支援の機能と言えます。

復興に長期を要するなか、被災地の支援者業務で疲弊するのは当然なことです。時間的にも身体的に過酷な労働については、十分配慮される必要がありますが、支援者の支援に大切なことは、支援者の主体性が保障され拡大できるような関わり、すなわちエンパワメントの実現なのだと言えるでしょう。

5　子どもの変化

ここでは、対象となる自治体へ支援を開始してから約1年半の間の、チェックリストの結果から、震災後の

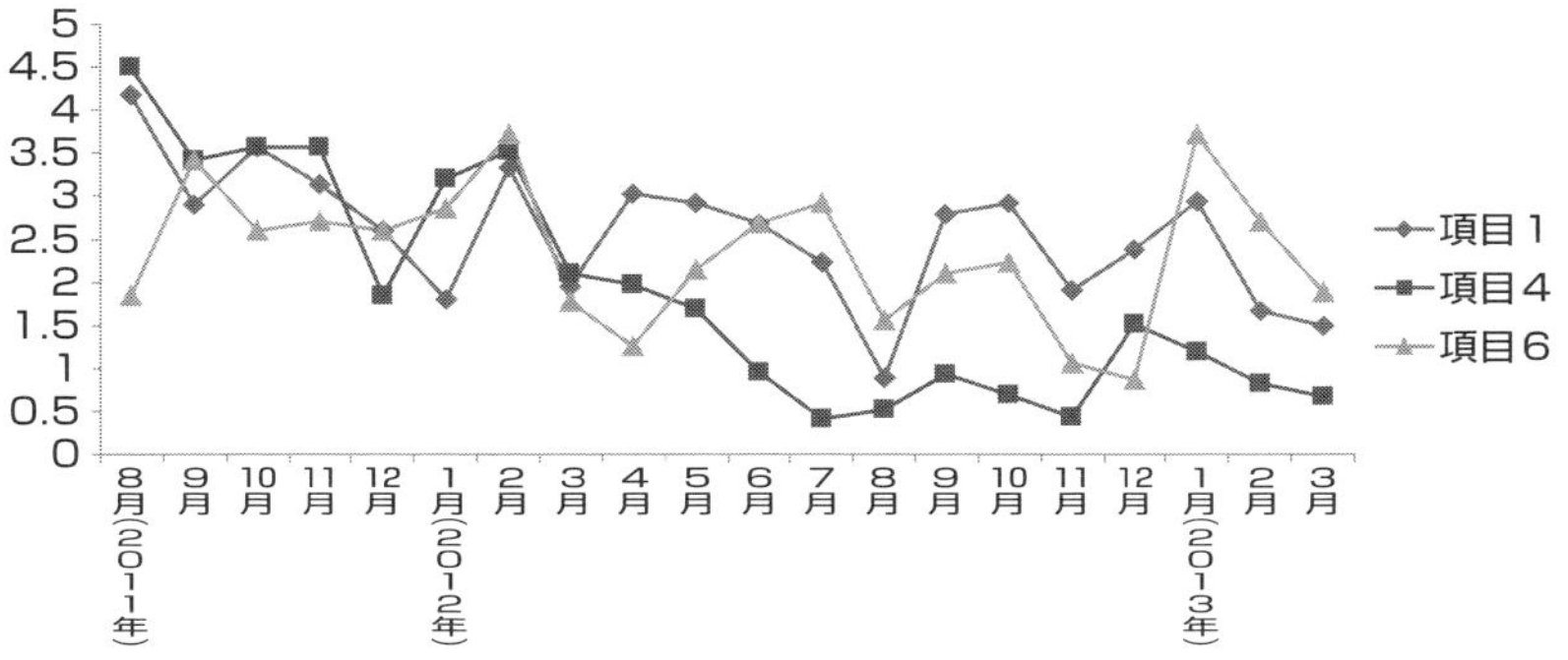

図 5-1　問診票から見た主な子どもの症状の変化（3 歳児）

親子のメンタルヘルスの時間的な変化を先述の問診票の結果からとらえ、そこで行ってきた支援のポイントを整理してみたいと思います。

例えば、対象の市のうち最も健診受診者の多かった1市の、3歳児の問診票の結果を見ていきましょう。**図5-1**は、該当する項目の症状があると回答した、10人あたりの人数が高かった項目を抜き出して、時間的な変化をみたものです。「おびえ」は時間とともに減少していますが、「特定の場所への恐怖」や「しがみつき」は、目立った変化がみられませんでした。実際、支援開始直後の具体的な相談内容は、物音を怖がる・津波ごっこをする・甘えるようになったなど、震災に対しての子どもの直接的な反応に関する相談が多くありました。余震も多い時期でしたから、子どもの地震に対するおびえはさまざまな行動として強く表れたものと思います。

一方、目立った変化がみられなかった「特定の場所への恐怖」や「親へのしがみつき」については、自由記述の内容などから、きょうだいの誕生による退行や、就園による環境の変化による不安がうかがわれました。震災の影響のみならず、いずれもこの年齢の親子にとって、身近な問題であるといえるのでしょう。

保護者の症状には、「いらいらしたり怒りっぽくなった」「いろいろと不安だ」「ちょっとした物音や揺れに対してひどく驚く」「気分が落ち込んだり寂しくなったりする」などの項目にチェックする割合が高くなっていました。相談のなかでも、震災のことを思い出して涙が出る・イライラする・親自身が親を亡くしたショックでひきこもりがちになったなどの話が聞かれました。親自身も、震災後の混乱のさなかにあり、動揺していることがうかがえます。

また、一見落ち着いたように見える親子のなかに、避難所で覚えた菓子やジュースがやめられない、離乳食やトイレットトレーニングがストップしたままなど、平常時の生活を取り戻せていないケースがありました。そこには「また地震が起きて避難所暮らしになるかもしれない」など、親の不安感や無力感の影響がうかがわれました。問診票の数値の結果だけでなく、生活状況を丁寧に聞きとって家庭の状態に応じた細やかな支援を行うことが、何よりも大切なのです。その後、震災の直接的なおびえや親の震災にまつわる相談は減少しましたが、震災をきっかけに生じた経済的な問題やＤＶなど夫婦の問題が生じ、福祉や女性相談などの紹介が必要な例もありました。

6　長期的な関わりにみる支援の実際

数年間支援を継続してきたなかで、震災そのものを主訴とした相談数は減っていますが、子どもの発達や親のメンタルヘルスの問題など、専門機関へ行くのはハードルが高いけれども、健診会場でなら相談したいという親のニーズは、支援開始から5年近くになる現在も高い状態です。このことは、心理相談の存在が地域の人々にとって、わずかながらも、身近なものになってきたことを示しているのではないでしょうか。

もっとも、震災に伴う問題が全くなくなったわけではありません。例えば、震災直後から関わりを続けたケースで、数年間の支援のなかでようやく本来の問題に向き合うことが可能になった親もいます。実際の例をみていきましょう。

子どもの発達の問題に向き合う心をケアしたケース

Aちゃんは、健診の集団場面で座っていることができず、走り回って他児にぶつかるなど、気になる様子があり、個別の課題にも取り組むことができませんでした。保健師からの勧めで臨床心理士が健診会場で話を聴きましたが、母親は被災したときの辛い体験を語り、Aちゃんが今落ち着かないのも、震災の影響だと話します。保健師の訪問や親子教室への参加にも拒否的でした。しかし、健診会場で騒ぐAちゃんをきつく叱る様子などから、母親が本当はAちゃんの発達の課題に気付きや心配があると見立てました。そこでカンファレンスで、まずは母の訴えに沿い、震災後のさまざまな手続きの件で電話するなど、関係づくりからスタートすることを提案しました。保健師が何度か電話するなかで、母親からぽつぽつと発達の心配が語られるようになりました。

そこで保健師は個別の心理相談を勧め、現在では継続的な相談と子どもへの療育が行われています。

通常の場合でも、親が子どもの発達の課題に気付きながら、すぐに直面することが難しいのは、自然なことです。特に今回のように、被災という大きなストレスを抱えたなかで子どもの発達の問題に向き合うことは、親にとって想像以上の苦痛を伴うことでしょう。子どもの発達を考えれば一刻も早い介入が望まれるところではありますが、無理に問題をつきつけてもかたくなになり支援が途切れてしまうことが予想されます。被災後から寄り添って丁寧な関わりを続けたからこそ介入できたケースといえます。

保健師への間接的支援を続けたケース

震災のとき、母親はBくんを出産するため里帰りしていて無事でした。しかし自宅でBくんの兄と父方祖父母が行方不明になりました。母親はうつ状態になり復帰予定の職場も退職します。新生児訪問で状況を把握した保健師が訪問を続けていました。

1歳半健診では親子とも表情がなく、問診の際の課題は母親にしがみついて取り組めませんでした。保健師が心理相談を勧めましたが受けずに帰宅してしまいました。

カンファレンスで保健師は、今までの訪問では亡くなった兄の話ばかりでBくんの話ができず焦りを感じていたこと、母親に何と声をかけたらいいかわからず辛かったことを話しました。臨床心理士は保健師の話を聴き、母親のなかで兄の死を整理できなくても無理はないことを語り、母への接し方を助言しました。保健師は訪問を続け、臨床心理士に助言を受けながら支援の方向を探りました。

その後Bくんが、兄が亡くなったのと同じ2歳になったとき、母親からの「兄はもっとしゃべっていた」という話をきっかけにBくんの話題になり、まずは経験を増やすために親子教室への参加から支援がスタートしました。Bくんは少しずつ活動に参加できるようになり、母親にも笑顔が多く見られるようになりました。徐々に言葉も増え、今では楽しく幼稚園生活を送っています。

このケースでは、臨床心理士は直接母親には会っていませんが、母親と関係のできている保健師をサポートし、介入のタイミングを一緒に見つけていくことで、間接的に支援を行いました。子を失った母親のトラウマが下の子どもとの関係性に長期的に影響を与えたケースでした。保健師が母親のトラウマのケアの視点をもつことで、成功したといえます。(3)

以上のように、震災による親子の心をケアしながら、子どもの発達状況を見極め、適切な援助が行えるよう臨床心理士と保健師が力を合わせる支援が展開していきました。初期の相談には、典型的な子どものトラウマが、日常生活の中であふれていました。そこをあくまで日常の子育ての相談の中でケアする課題が心理職に求められています。(3)

7 持続可能な支援システムとしての発展

今回の支援体制は、現地の専門家の雇用を基礎としました。県外からの支援は、雇用のための資金と、配置された臨床心理士が孤立しないよう継続的にニーズを把握するコーディネート機能でした。これによって、地域をよく知り土地の言葉で語れる支援者と出会う機会を、受診する親子に提供することができました。その後この地域では、健診に心理相談を続けるシステムが展開していきました。

自治体の動き

宮城県では震災後「子どもの心のケアチーム」による支援体制が敷かれ、その一環として2011年9月から、津波被害の大きい沿岸部の市町村の乳幼児健康診査会場に「こころの相談コーナー」を設け、そこに心理職を派遣する事業がスタートしました。

また、市町村では、私たちの活動を含めたさまざまな支援機関からの派遣が終了した後も、自治体独自で予算を組んで心理職のポストを作る動きがあります。乳幼児健診の場で心のケアを行うことの意義を、現場のスタッフが実感できたことは、大きく影響したと思います。

現地の独立した予算化によって、現在も、臨床心理士をはじめ心理職が継続的に雇用されています。総じてみれば、このように、現地の健診における心のケアの面が質的に向上したと言えるでしょう。

心理職の人材育成——パンフレット作り

このように、保護者の意識が高まり、自治体でもさまざまな動きがあるなかで、この分野で活躍する心理職の人材育成のニーズが新たに出現してきたと言えます。私たちは、今回の実践から得た知見を、形として残すことのニーズを改めて実感したのです。そこで、今回の日本心理学会による助成を受け、実践する人が活用しやすい、現場の動き方を伝えるためのパンフレット「乳幼児健診での心のケア——心理職編」[4]を作成しました。これは、震災後の緊急支援的なケアだけでなく、その後の生活状況に合わせたケアを行ってきた経験から、乳幼児健診の場で心理職が子育て支援を行う際のポイントや、他の職種との協働のあり方をまとめたものです。少し詳しく紹介します。

①「知る」、②「見る」、③「聴く」、④「伝える」、⑤「支え合う」の5つを含みます。

「知る」では、乳幼児健診の具体的な内容や、自治体ごとの違いなど、携わる健診や自治体の現状についてまず知ることの重要性を説いています。

「見る」では、一般の個別の心理相談とは違う、健診という集団場面で心理職がどのようなポイントに着目していけばよいかを記しています。

「聴く」では、親が気持ちを言葉にしやすい場の設定や、実際に聞かれた相談内容について書いています。

「伝える」では、相談が親にとっての傷つき体験にならないよう親の気持ちに寄り添いながらも、子どもの育ちを保障するために必要な情報提供のあり方を考えていきます。

「支え合う」では、カンファレンスでの心理職の役割や連携、間接的な支援の重要性についても触れ、コラムとして被災後の自治体の状況や地域の現状についてもまとめてあります。

全体を通じて、ややもすれば心理相談が、「発達や子育てをチェック・指摘する」場になりがちな問題を指摘し、健診の趣旨に沿った「健康な育ち」を認める場にしていくことの大切さを述べています。親にとっては、日ごろの育児の頑張りや子どもの成長を認めてもらうことが何より励みになり、育児や日々の生活の問題で疲れた心の癒しになる相談体験を作り出すことが、大事なポイントです。こうした環境は、災害の起こっていない地域の健診会場にも望ましいものであり、予防的な心のケア機能として広めていきたいものだと思います。

8　まとめにかえて

心のケアについて、日本は、いまだ十分とは言えないまでも、相当数の専門家が活動しています。被災地では、支援者が支援されるという役割が外的な状況によって起こりますが、支援者である人が無力感を覚えやすい状況におかれてしまうリスクもあります。緊急支援後の中期的・長期的な支援を考えるとき、地元に最も適切で質の高い心理的ケアを提供できる専門家の活動を、持続的に支えるプランを練ることは、非常に重要です。

そしてもう一つは、大事なことを提供できる専門家が、自分とは限らない、という、極めて当然ながら、専門家が見えにくくなる問題についての示唆がありました。小児科医が最も地域に入り込んで貢献している健診部門に、心のケアの必要をとりあげ、心理職を活用しようと考えた背景には、小児科医会が子どもの心のケアについて自ら研鑽するシステムを発展させ、研修を実施してきた経験が大きいのです。実際のところ、その呼びかけが臨床心理士になければ、この実践プログラムは誕生しませんでした。

物事の問題解決に向けて、多くの分野が協働することで、大きなパワーが発揮されることは誰でもわかりますが、何と何が結びつくかの発想は、やはりそれまでの連携の経験によるところが大きいのです。このためにも、日頃から住民や専門家の集団が顔の見える連携によって、さまざまな地域の課題に取り組む経験が必要だと思います。これらが、災害の際に重要な支援の要となって機能することでしょう。

ここに記した私たちの活動は、被災・復興支援の全体からすればささやかなものにすぎませんが、実践から得たものを地域の知的財産として残していく意義と責任を改めて感じています。

第Ⅲ部

原子力災害と家族支援

第6章 東日本大震災後に福島県内の仮設住宅で生活する子どものメンタルヘルス

1 福島の子どものストレス

２０１１年3月11日に発生した東日本大震災に伴う、福島原子力発電所事故（以下、原発事故）から4年半が経過しました。しかし、いまだに事故の収束に向けての見通しは定かでなく、復興庁の発表（２０１５年8月13日現在）では福島県から避難している方々は約10万7千名です。この人数は東日本大震災関連での避難者全体の約54％を占めています。この影響は子どもの日常生活にも及び、特に避難指示区域から仮設住宅などに転居した子どもは、住環境、家庭環境、学校環境、友人関係などの変化に伴うさまざまな心理的ストレスを今なお経験していることが予想されます。

被災によるストレスには大きく二種類あると考えられており、一つはＰＴＳＤ症状などの直接的なストレス症状、もう一つは生活環境の変化に伴う二次的なストレス症状です。阪神・淡路大震災が被災小中学生に及ぼす影響を検討した研究[5]では、フラッシュバックや悪夢などの地震に対する不安・恐怖感は時間の経過とともに減少しています。しかし一方で、抑うつ気分や頭痛・食欲減退などの身体症状は震災4カ月から6カ月後にかけて得点が上昇し、その後震災から23カ月経った時点で震災4カ月後のレベルに戻ったと報告されています。そして塩山ら[5]は、このような変化の違いについて、抑うつ気分や身体症状は、地震による直接の影響というよりは地域社会の崩壊、転居、生活の不便さなどによる二次的ストレスの可能性があると述べています。

これらをあわせると、福島では放射性物質への不安や避難などの環境変化に伴う、二次的なストレス状態が続く可能性が考えられます。そのため、子どもを対象として実態を調査し、それをもとにさまざまな支援を中長期的に行っていく必要が大いにあるといえるでしょう。しかし、原発事故が起きた環境にある子どもを対象としたストレス研究は数少なく、ましてや仮設住宅に住むことによるストレスに着目したものはほとんど見当たりません。

そこで私たちは、福島県内の仮設住宅および借り上げ住宅に住む子どもを対象として、震災から約2年8カ月が過ぎた時点での、心と身体の状態について調査を行いました。その成果の一部をここに報告します。

2　実態調査の内容

対象者

避難指示区域から福島県内（福島市、二本松市、郡山市）にある仮設住宅あるいは借り上げ住宅に転居しており、A支援団体による放課後の学習および遊びについての支援を受けている小中学生に対して、質問紙調査を行いました。

①小学１～３年生、計11名（男子５名、女子６名）
②小学４～６年生、計28名（男子17名、女子10名、不明１名）
③中学１～３年生、計10名（男子４名、女子６名）

調査の時期と手続き

２０１３年11月中旬から12月初旬に、無記名式で質問紙調査を行いました。支援団体の責任者、および実際に子どもと接している複数のスタッフに、調査の目的や項目の内容、プライバシーの保護、自由参加であることなどを、あらかじめ十分に説明しました。その上で、実施の具体的な方法などを話し合い、了承の得られた内容と手続きで調査を行いました。なお、この調査は東京家政大学倫理委員会の了承を得ています。

調査の内容

A　小学１～３年生

（１）日常生活でストレスを感じるできごと

最近の生活で、子どもたちがストレスを感じるどのようなできごとをどのくらい経験しているか測りました。具体的には、ストレスを感じるできごと（ＤＳＳ-Ｋ小学校１、２、３年生用のストレスできごと）[6]に関する12項目を使用しました。それぞれの項目に対して、「ぜんぜんなかった（０点）」「あまりなかった（１点）」「すこしあった（２点）」「よくあった（３点）」で尋ねました。

（2）日常生活におけるポジティブなできごと

最近の生活のなかで、子どもたちがどのようなポジティブなできごとをどのくらい経験しているか調べました。具体的には、ストレスを感じるできごとの教示を修正した9項目を使いました。各項目に対して、「ぜんぜんなかった（0点）」「あまりなかった（1点）」「すこしあった（2点）」「よくあった（3点）」で尋ねました。

（3）家族とのコミュニケーション

服部・山田[2]を参考に、①家族の人と話す時間はありましたか（ぜんぜんなかった＝0点、あまりなかった＝1点、わりとあった＝2点、とてもたくさんあった＝3点）、②心配なことや悩みがあれば家族の人に話しましたか（ぜんぜん話さなかった＝0点、あまり話さなかった＝1点、わりと話した＝2点、とてもよく話した＝3点）の2項目について回答を求めました。

B　小学4〜6年生

（1）ストレスによる症状

最近の日常生活で、子どもたちがストレスをどのくらい感じているか調べました。具体的には、**表6-1**にある4種類のストレス症状（PSI小学生用[3]）に関する12項目を使用しました。各項目に対して、「ぜんぜんあてはまらない（0点）」「あまりあてはまらない（1点）」「少しあてはまる（2点）」「よくあてはまる（3点）」の4件法で尋ねました。

（2）ポジティブな感情

最近の日常生活で、子どもたちが「生き生きした」あるいは「リラックスした」という気持ちをどのくらい感じているか調べました。具体的には**表6-2**の8項目[1]を使用し、各項目に対して、「ぜんぜんあてはまらない（0点）」「あまりあてはまらない（1点）」「少しあてはまる（2点）」「よくあてはまる（3点）」の4件法で尋

表6-1　ストレス反応（小学生用）の項目例

身体的反応	体がだるい
	ずつうがする
抑うつ・不安	なんとなく，しんぱいだ
	気持ちがしずんでいる
不機嫌・怒り	いらいらする
	ふきげんで，おこりっぽい
無気力	身体から力がわかない
	勉強がてにつかない

PSI 小学生用（坂野ら，2007a）より

表6-2　ポジティブ感情の項目例

快感情	生き生きしている
	すっきりしている
リラックス感	リラックスしている
	ゆったりしている

改訂版ポジティブ感情尺度
（橋本ら，2011）より

表6-3　ストレス反応（中学生用）の項目例

身体的反応	よく眠れない
	体がだるい
抑うつ・不安	さみしい気持ちだ
	悲しい
不機嫌・怒り	だれかに，いかりをぶつけたい
	いらいらする
無気力	ひとつのことに集中することができない
	勉強が手につかない

PSI 中学生用（坂野ら，2007a）より

ねました。

（3）家族とのコミュニケーション

小学1～3年生と同様の2項目について回答を求めました。

C　中学生

（1）ストレスによる症状

4種類のストレス症状に関する16項目（**表6-3**）を使用し、各項目に対して「ぜんぜんあてはまらない（0点）」「あまりあてはまらない（1点）」「少しあてはまる（2点）」「よくあてはまる（3点）」の4件法で尋ねました。

（2）ポジティブな感情

小学4～6年生と同様の8項目を使用しました。

（3）家族とのコミュニケーションおよび食生活

家族とのコミュニケーションについては、小学1～3年生と同様の2項目につ

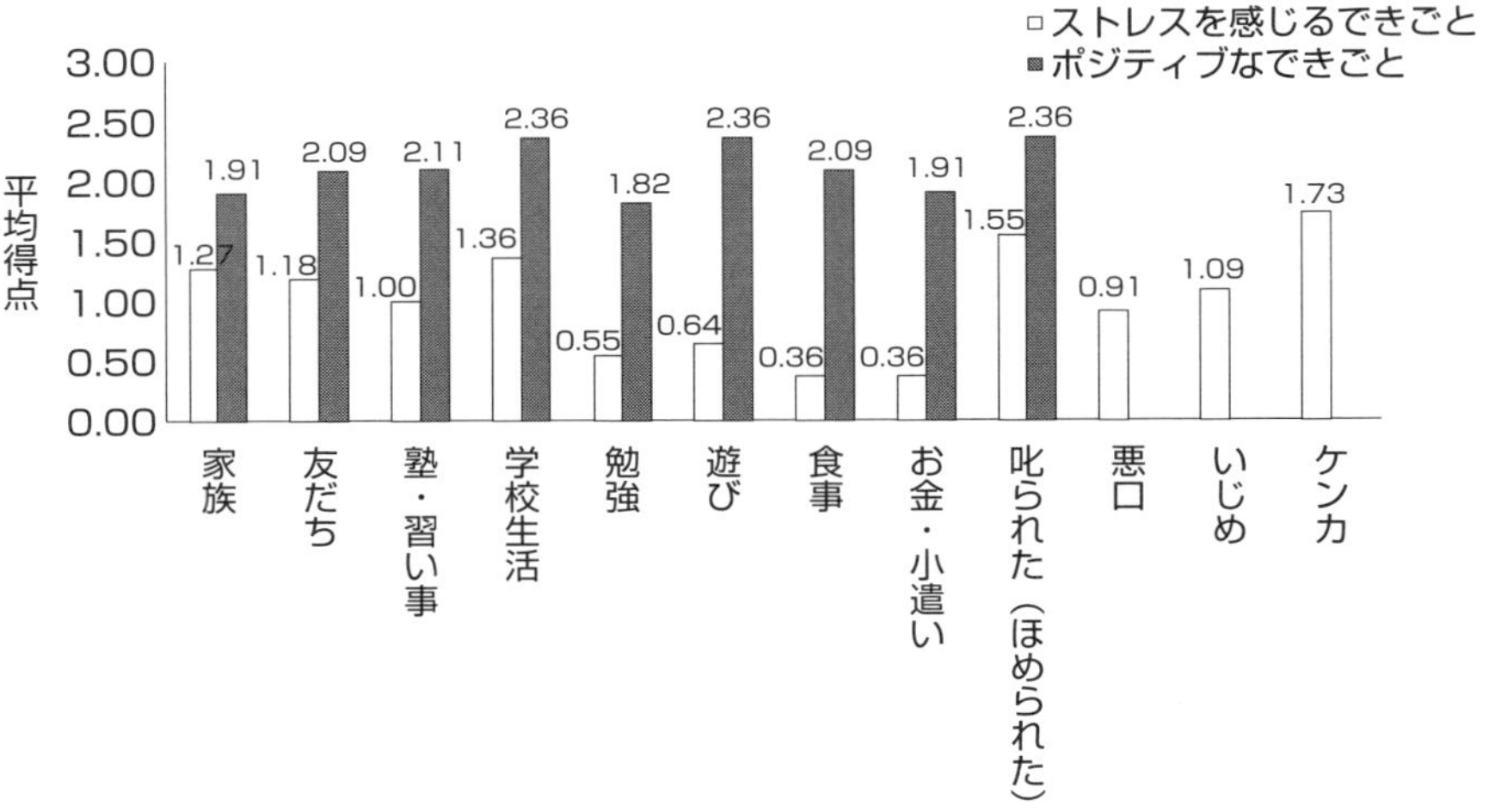

図6–1　ストレスできごと・ポジティブできごとの経験（小学校1〜3年）

いて回答を求めました。

食生活に関しては、次の4項目について尋ねました。①朝ごはんは毎日食べましたか（全く食べなかった＝0点、ときどき食べた＝1点、わりと毎日食べた＝2点、毎日食べた＝3点）。②夜ごはんは毎日食べましたか（①と同様の0〜3点）。③朝ごはんや夜ごはんは誰と食べましたか（一人、家族の誰か、家族みんな、友だち、近所の人、その他の6つから複数選択可）。④ごはんは美味しく食べられましたか（ぜんぜんそうじゃない＝0点、ときどきそう＝1点、わりとそう＝2点、とてもそう＝3点）。

3　小学1〜3年生の調査結果　できごとの経験について（図6–1）

A　ストレスを感じるできごとの経験

それぞれのできごとの平均点を計算しました。その結果、「叱られた」「ケンカ」の得点が1・50点以上であり、比較的高いといえます。一方で、「勉強」「遊び」「食事」「お金・小遣い」の得点は0・36〜0・64点と比較的低い傾向

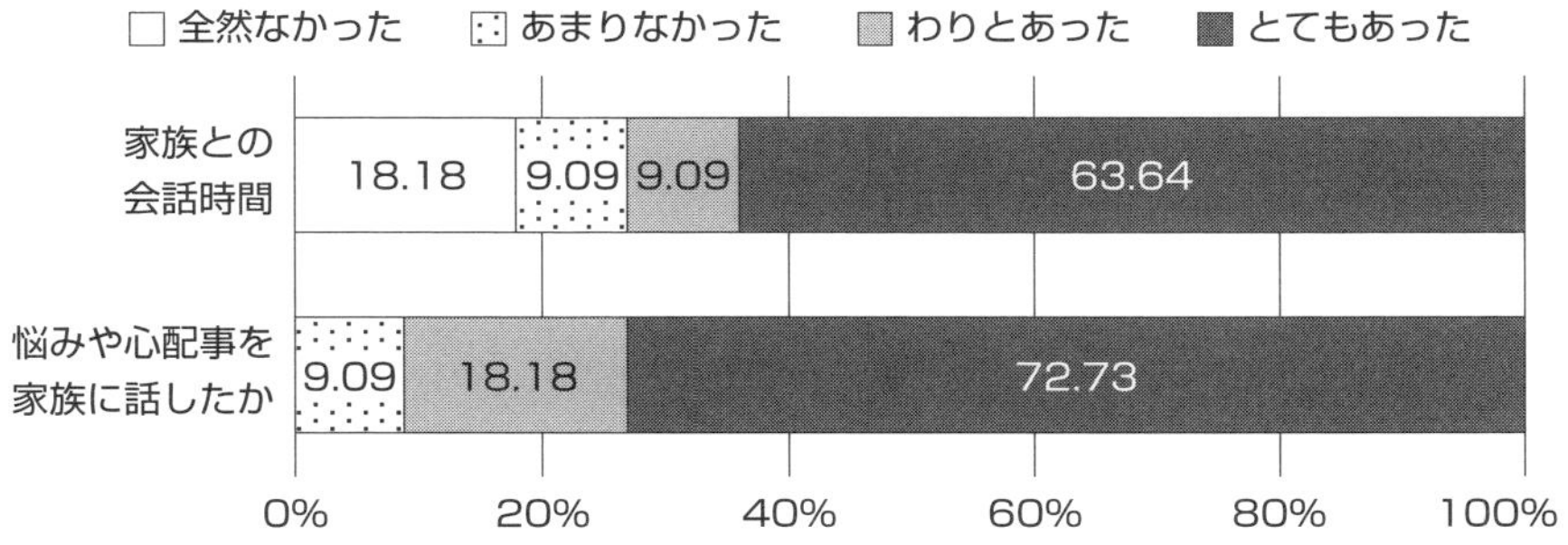

図6-2　家族とのコミュニケーション（小学校1〜3年）

でした。

B　ポジティブなできごとの経験

それぞれのできごとの平均点は1・82〜2・36点であり、全般的に嬉しかったり安心するなどのできごとを経験しているといえます。特に、「学校生活」「遊び」「ほめられた」は3・00点満点で2・36点と高い得点を示しており、これらに関するできごとで嬉しさや喜びを感じた子どもが多いようです。

家族とのコミュニケーションについて（図6-2）

「家族の人と話す時間」については63・64％の子どもが「とてもあった」と回答し、「わりとあった（9・09％）」を合わせると全体の4分の3近くの子どもが家族と話す時間があったといえます。一方で、18・18％の子どもは家族と話す時間がまったくないと感じています。

「悩みや心配事を家族に話したかどうか」については、「とても話した（72・73％）」と「わりと話した（18・18％）」をあわせると、全体の約9割の子どもが悩みや心配を家族に話しています。

4　実態調査からみえる小学1～3年生の特徴

できごとの経験について

全体的に、ストレスを感じるできごとよりも嬉しさ・楽しさや安心を感じるできごとの経験が多い傾向にあります。学校生活、友人関係、家族関係ではストレスを感じる反面、喜びや楽しさも感じているようです。一方、勉強、遊び、食事、お金のことでは嫌な経験は少なく、逆に喜びや楽しさを多く感じているようです。

家族とのコミュニケーションについて

家族関係では、全体の4分の3近くの子どもが日常生活で家族と話す時間をもっており、ほとんどの子どもが悩みや心配があれば家族に話しています。家族間におけるコミュニケーションが十分に行われていることがうかがえます。

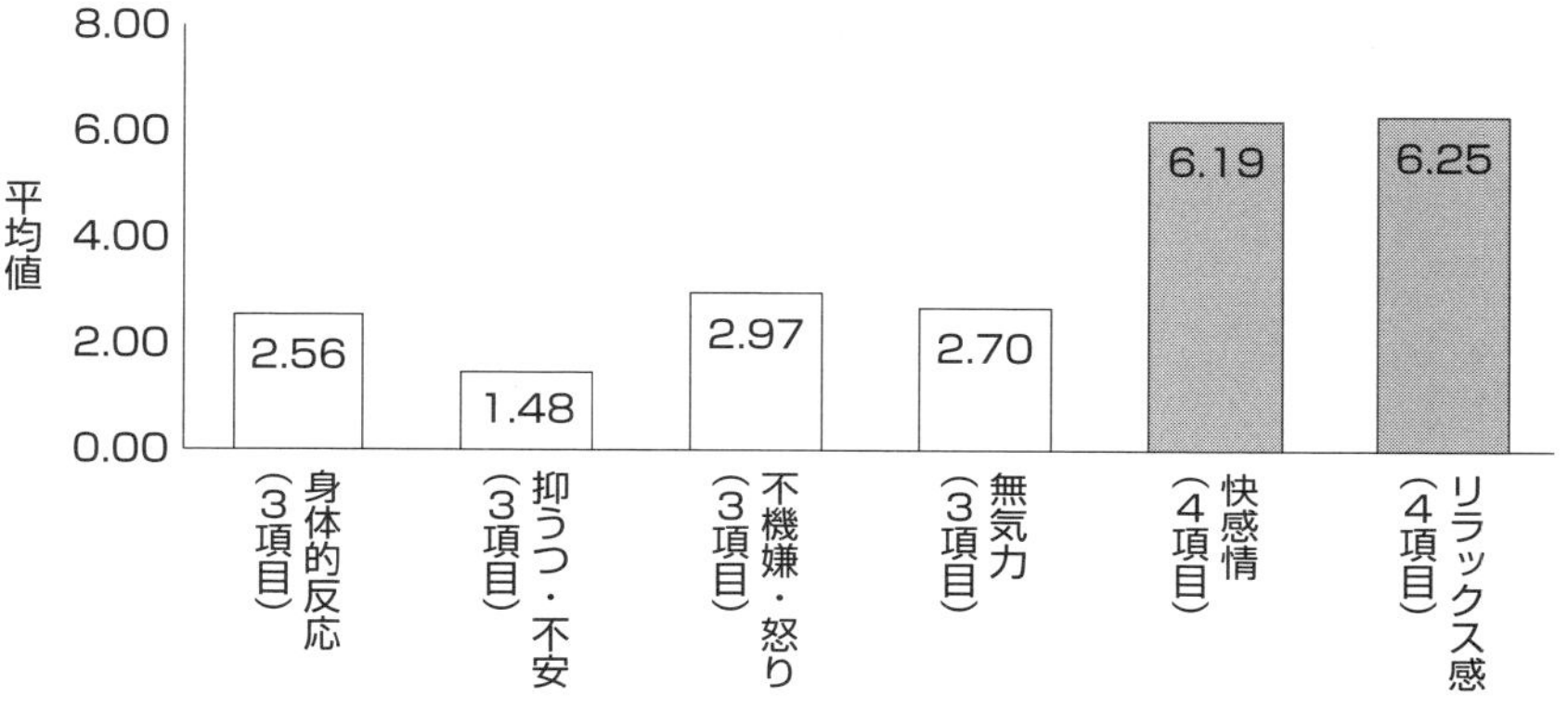

図6-3　心と身体の状態（小学校4～6年）

5 小学4～6年生の調査結果

心と身体の状態について（図6-3）

A ストレスによる心と身体の状態

「身体的反応」「抑うつ・不安」「不機嫌・怒り」「無気力」のそれぞれのストレス症状（各3項目）について平均点を計算しました。その結果、「身体的反応」は2・56点、「抑うつ・不安」は1・48点、「不機嫌・怒り」は2・97点、「無気力」は2・70点でした。

B ポジティブな感情・気分の状態

生き生きしているなどの「快感情」（4項目）とリラックスや穏やかなどの「リラックス感」（4項目）について平均点を計算しました。その結果、「快感情」は6・19点、「リラックス感」は6・25点でした。

家族とのコミュニケーションについて（図6-4）

家族と話す時間については、「わりと（32・14％）」あるいは「と

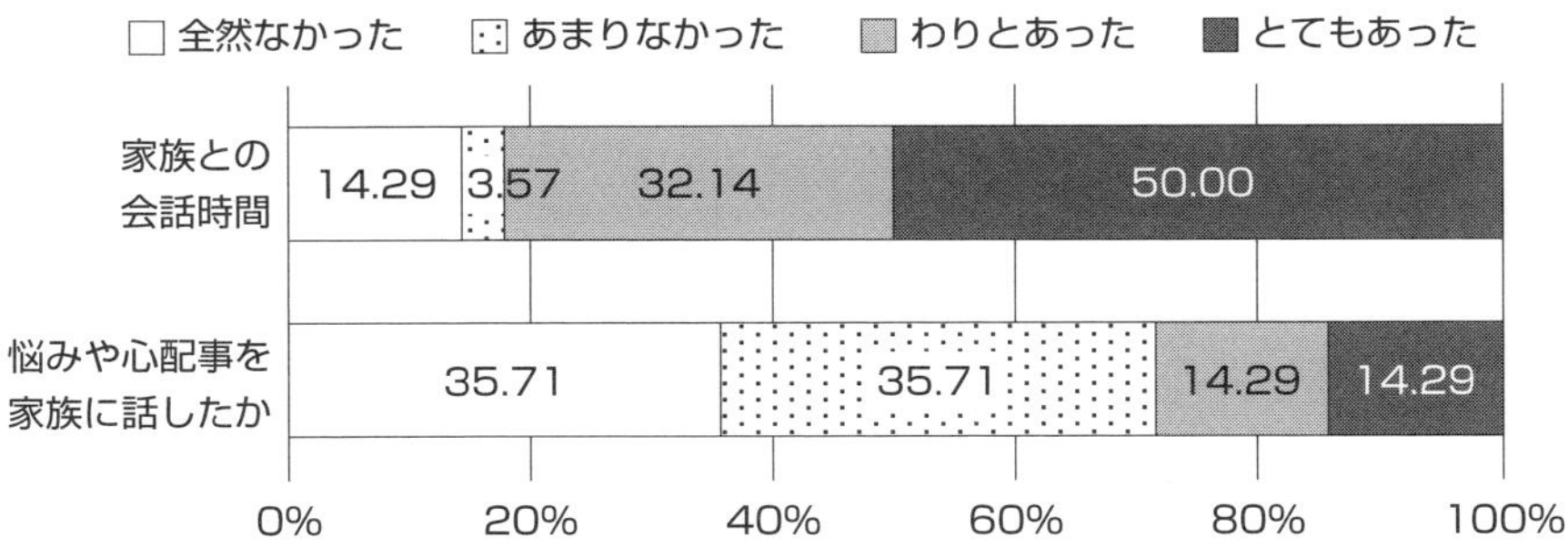

図 6-4　家族とのコミュニケーション（小学校 4～6 年）

ても（50・00％）」あったと回答した児童は全体の約8割と多いことが示されました。

一方で、「心配事を家族に話した」と答えた児童は28・58％（とても話した＝14・29％、わりと話した＝14・29％）にとどまり、「あまり話さなかった」児童および「全然話さなかった」児童がそれぞれ35・71％いました。

6　実態調査からみえる小学4～6年生の特徴

心と身体の状態について

抑うつ感や不安に比べて、イライラ感や無気力感、だるさや頭痛などの身体症状がみられるといえます。この調査で用いたのと同じ質問項目で調べた先行研究[4]では、小学4～6年生1496名の平均点は、「身体的反応」が2・37点、「抑うつ・不安」が1・15点、「不機嫌・怒り」が2・46点、「無気力」が2・02点でした。これと今回の調査の得点を比べると、いずれも仮設住宅に住む児童の平均点のほうが高く、全般的に日常生活におけるストレス症状が高い可能性がうかがわれます。

しかし一方で、生き生きと快活な気持ちや安心感・リラックス感といったポジティブな気持ちも高い傾向が示されました。このことから、今回の調査の対象者である仮設住宅に住む小学4～6年生の児童は、ストレスによって生じるさまざまなネガティブな感情や身体症状を示しながらも、同時にポジティブな感情を十分に抱きながら毎日生活していることがうかがわれます。

家族とのコミュニケーションについて

家族との会話については、8割以上の児童が「家族と話す時間があった」と答えており、家族と一定のコミュニケーションが行われているといえます。しかし一方で、「心配事を家族に話した」と回答した児童は全体の約3割にとどまっており、しっかり話すべき事項については十分に話せていない可能性もうかがわれます。この理由として、震災などに伴う家庭環境の変化や思春期という発達段階による家族関係の変化が考えられますが、そもそも心配事がないため話す必要性がないという可能性もありえます。

7　中学生の調査結果

心と身体の状態について（図6-5）

A　ストレスによる心と身体の状態

「身体的反応」「抑うつ・不安」「不機嫌・怒り」「無気力」のそれぞれのストレス症状（各4項目）について、平均点を計算しました。その結果、「身体的反応」は4・90点、「抑うつ・不安」は3・80点、「不機嫌・怒り」は3・90点、「無気力」は4・00点でした。

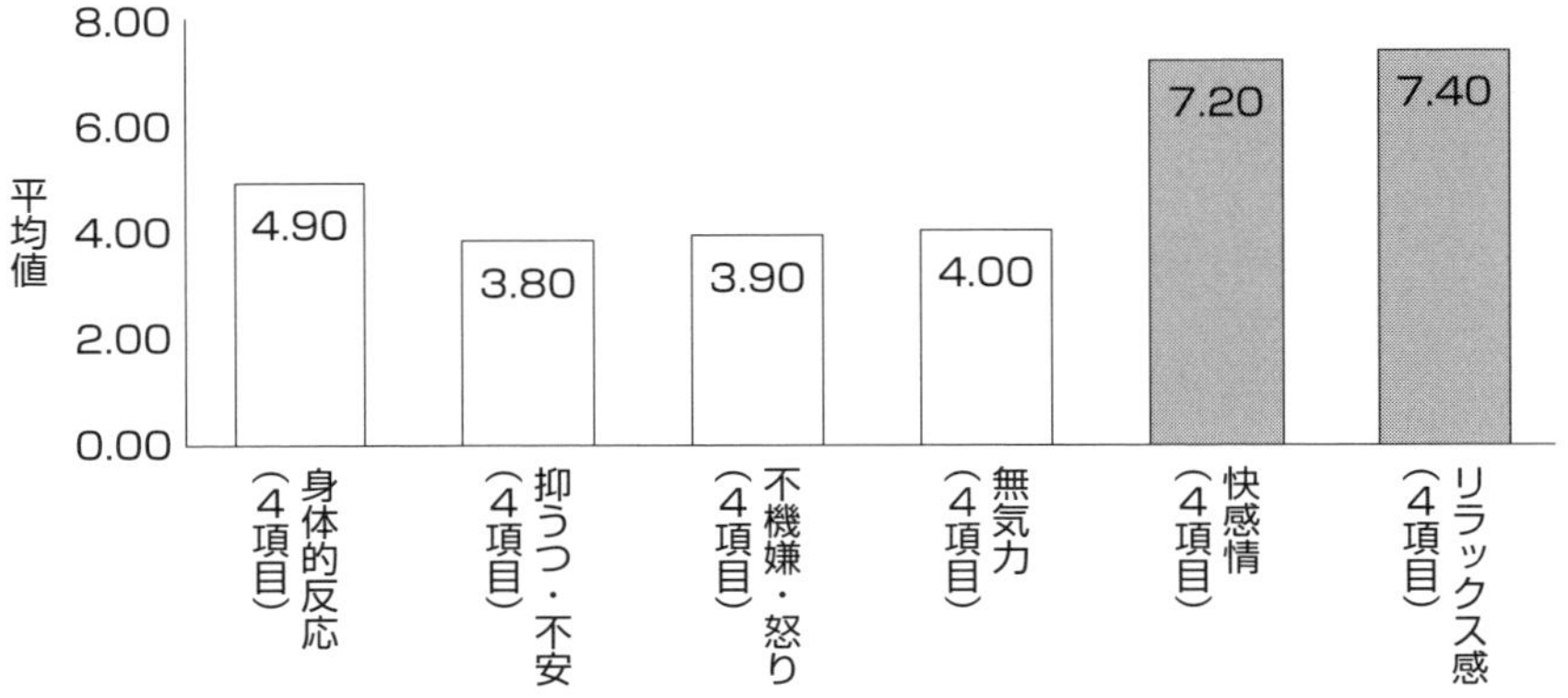

図6−5　心と身体の状態（中学生）

B　ポジティブな感情・気分の状態

生き生きしているなどの「快感情」（4項目）とリラックスや穏やかなどの「リラックス感」（4項目）について平均点を計算しました。その結果、「快感情」は7・20点、「リラックス感」は7・40点でした。

生活状況について

A　食生活（図6-6、6-7、6-8）

朝食を「全く食べなかった」生徒はいませんでしたが、「時々」しか食べていない生徒が30％で、「わりと（10％）」「毎日（60％）」食べた生徒は7割でした。夕食については食べない割合が減少し、食べている生徒が90％でした（毎日：80％、わりと毎日：10％）。

一緒に食事をしている相手（複数回答可）については、「家族の誰か（40％）」あるいは「家族みんな（60％）」など、家族で食べているという回答が多くみられました。一方で、「一人」という回答も30％ありました。

最後に「食事を美味しく食べているか」については、「とても（30％）」あるいは「わりと（40％）」そうだという回答が7割であ

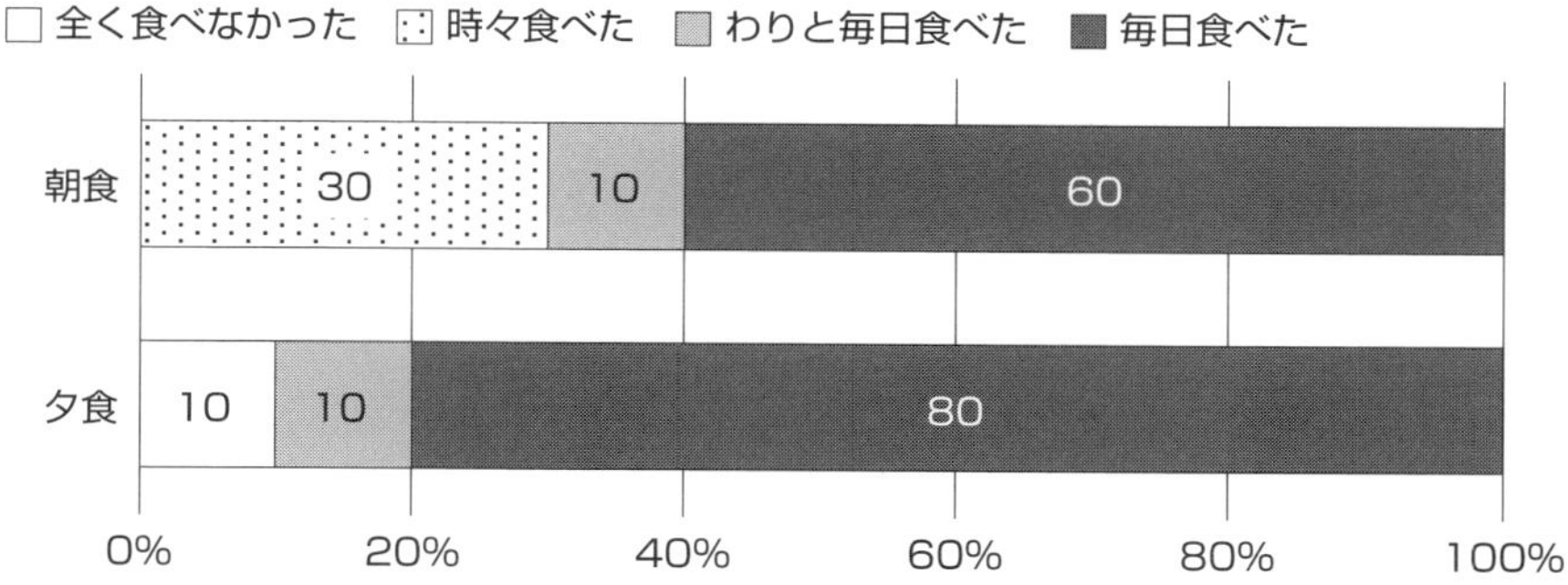

図6-6　朝食および夕食の摂食状況（中学生）

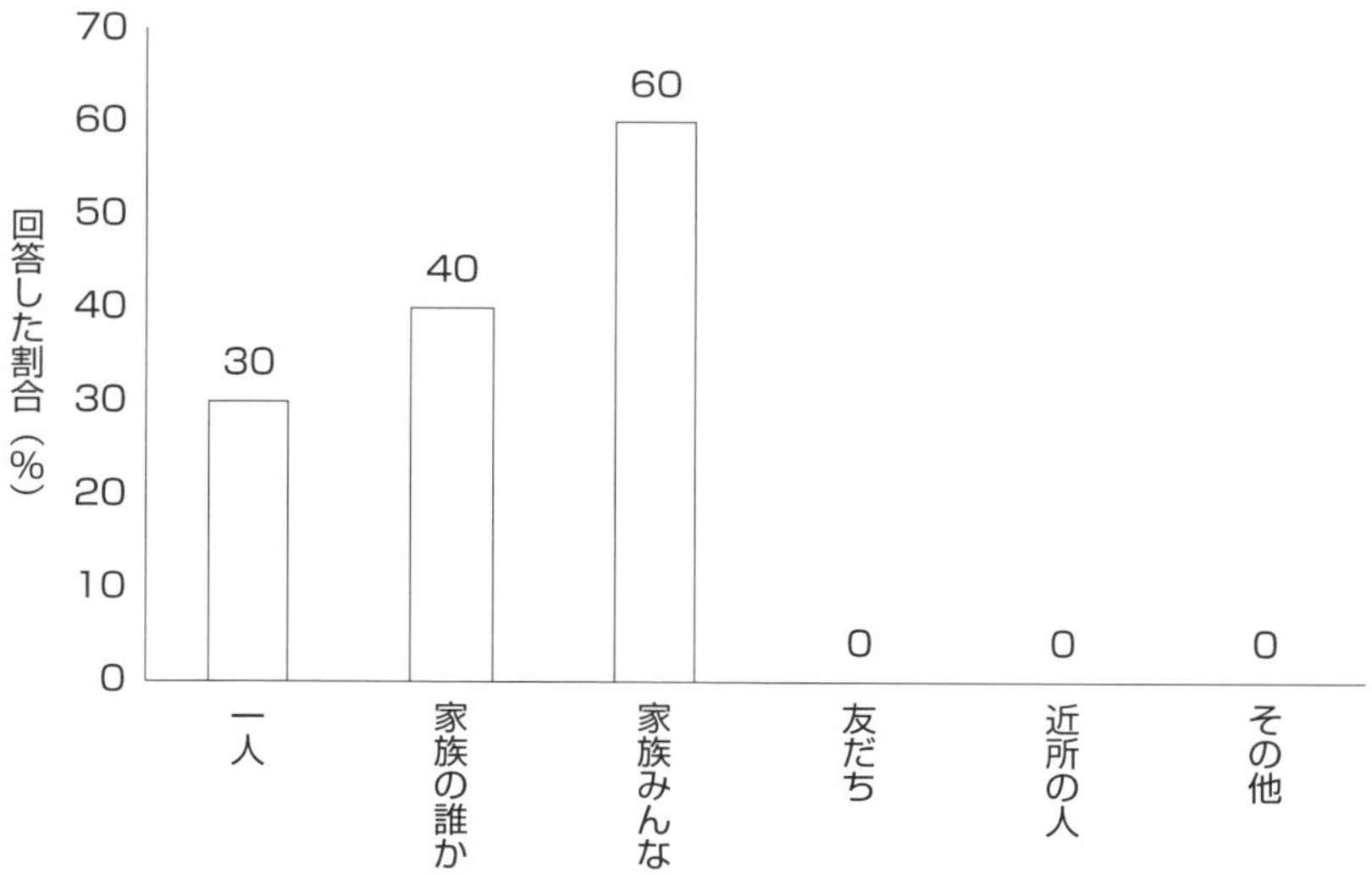

図6-7　一緒に食事をした相手（複数回答：中学生）

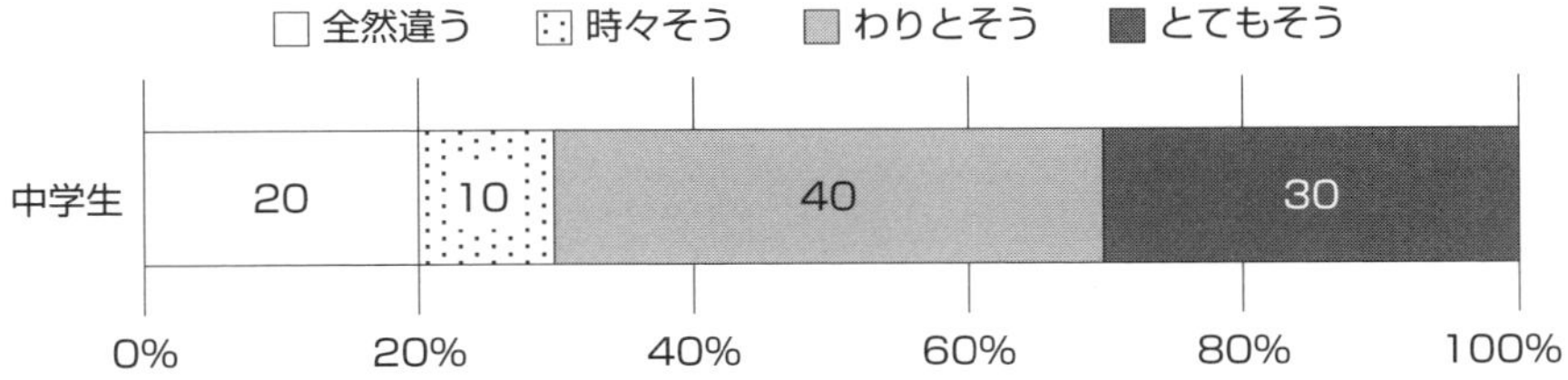

図6-8　食事を美味しく食べている割合（中学生）

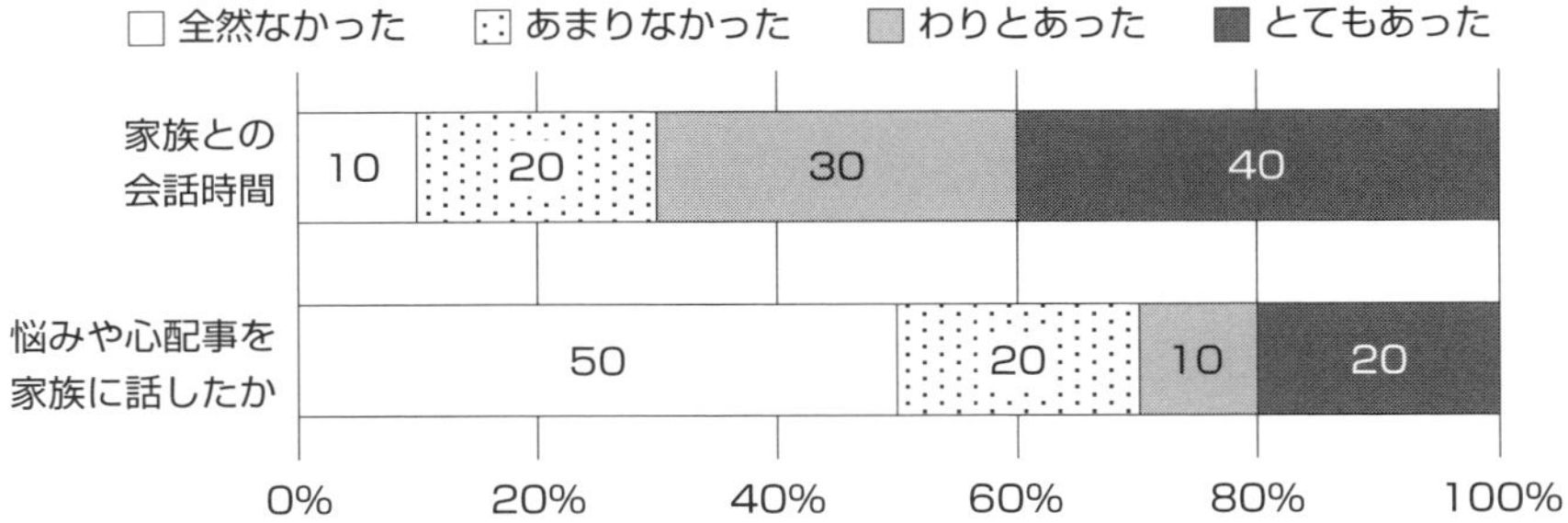

図6-9　家族とのコミュニケーション（中学生）

る一方で、「全然違う」と回答した生徒が２割いました。

B　家族との会話（図6-9）

「家族の人と話す時間」については、「わりと（30％）」あるいは「とても（40％）」あったと回答した生徒は全体の70％でした。一方で、心配事を家族に話した子は30％（わりと＝10％、とても＝20％）にとどまり、「全く話さない」と回答した生徒が半数いました。

8　実態調査からみえる中学生の特徴

心と身体の状態について

抑うつ感や不安感、イライラや怒りの感情、無気力感、身体症状のいずれも高く感じているといえます。小学４～６年生と同様に、この調査と同様の質問項目で調べた中学生の先行研究④

のデータと比べてみると（身体的反応＝2・85点、抑うつ・不安＝1・67点、不機嫌・怒り＝3・31点、無気力＝3・36点）、いずれも仮設住宅に住む中学生の平均点が高く、特に「身体的反応」と「抑うつ・不安」の得点に違いがみられました。このことから、仮設住宅に住む中学生は、全般的に日常生活におけるストレス症状が高く、なかでもだるさ、頭痛、不眠などの身体症状や悲しい、心が暗いなどの抑うつ・不安感情を強く感じている可能性がうかがわれます。

しかし一方で、小学生と同様に中学生においても、生き生きと快活な気持ちやリラックス感といったポジティブな気持ちも高い傾向が示されました。どちらの気持ちも平均点は7・00点以上（得点範囲：0～12点）であり、十分に感じているといえます。このことから、仮設住宅に住む中学生は、身体症状や抑うつ感情を中心にさまざまなストレス症状を強く示す一方で、同時に快活で安心した気持ちを十分に抱きながら生活している可能性がうかがわれます。

食生活および家族とのコミュニケーションについて

食生活については、全体的な傾向として、夕食に比べて朝食を食べない生徒の割合が多いことが示されました。また、朝食を「時々」しか食べていない生徒が3割、夕食を「全く食べなかった」生徒が1割おり、毎日の食事摂取に問題がある可能性がうかがわれます。先に述べたストレスに関する結果では、だるさ、疲れやすさ、不眠などの身体症状を訴える程度が高いことが示されました。この点と考え合わせると、睡眠が十分にとれていないことや体調不良などによって、特に朝食をとっていない可能性も考えられます。

次に、誰と一緒に食事をしているかについては、「家族」という回答が多くみられました。後述の家族との会話時間に関する結果を考えると、仮設住宅で生活する中学生は家族と一定のコミュニケーションをとっていると推察されます。しかし一方で、一人で食事をするという回答も3割みられました。親は仕事が忙しくて帰りが遅い、あるいは震災に伴い一部の家族と別々に暮らしているなどの家庭環境による影響も考えられます。

最後に、食事を美味しく食べているかどうかについて尋ねた結果、7割の生徒が比較的美味しく食事をしている一方で、「全然違う」という回答が2割みられました。食事を美味しいと感じるかどうかは、単に食べ物自体の味だけでなく、一緒に食べる相手や食事中の会話などにも影響を受けます。また、睡眠不足や体調不良など身体状態によっても美味しく感じる程度は変わるといえます。どのような理由で「美味しくない」と感じるのかについては、上記のような心理的要因も含めた上でさらに検討する必要があるといえます。

一方、家族との会話については、全体の7割が「家族と話す時間があった」と回答しており、家族と一定のコミュニケーションがとれていることがうかがわれます。しかし、心配事があったときに家族に話している生徒は全体の約30％にとどまり、「全然話さなかった」生徒が半数いました。中学生は思春期という発達段階にあり、これは徐々に悩みなどを親に話さなくなっていく時期でもあります。また、そもそも悩みなどがないために話さなかった可能性も考えられます。そのため、悩みなど家族に話す必要や聞いてほしいことがあるにもかかわらず「話せない」のか、そういったことがないから「話さない」だけなのかについて、今後検討していく必要があります。

9　調査からわかった子どもの実態とこれから

この調査では、原発事故に伴い福島県内の仮設住宅および借り上げ住宅で生活している小中学生を対象に、東日本大震災から2年8カ月時点の心身の状態を調べました。

調査の結果から、小学1～3年生はストレスを感じるできごとを経験しつつも、それ以上にポジティブなできごとを経験して日常生活を送っていることがわかりました。同様に、小学４～６年生および中学生の子どもたちも、生き生きした気持ちやリラックス感を十分に感じながら生活しているといえます。また、年齢にかかわらず家族との会話が十分に行われている点も子どもたちにとって肯定的な側面であるといえます。家族に心配事を話した子どもが小学１～３年生では約９割であるのに対して、小学４～６年生と中学生では３割程度に減少していますが、これは発達段階に伴う自然な変化である可能性もあります。

一方で、小学４～６年生と中学生は心身の全般的なストレス症状がみられ、特に小学生では無気力感、中学生では抑うつ・不安感と身体症状が強い可能性が示されました。また、中学生では食生活に関する問題も示されました。この理由としては、住環境、家庭環境、友人関係、学校生活などさまざまなことが考えられますが、震災による二次的ストレス状態である可能性がうかがわれます。

以上を踏まえると、これまでと同様に生き生きした気持ちやリラックス感を、子どもが十分に感じられるような体験を継続すると同時に、高いストレス状態を和らげる何らかの支援を行うことが必要だといえます。そして、福島では今後も二次的ストレス状態が続いていくことを念頭に、データの蓄積やそれに基づいた支援を続けていく必要性を強く感じます。

最後にこの調査の限界・課題について述べます。第一に調べた子どもの人数の少なさがあげられます。今回の調査の対象者は小学１～３年生11名、４～６年生28名、中学生10名と数少なく、地域も限定的でした。子どもたちの学年、性別、家庭環境や性格などを考慮すると、この結果を「福島県内の仮設住宅などに住む子どもの一般的な特徴」と結論づけることは困難です。また、一般的には質問紙調査の実施は小学４年生以上が望ましいとされています。今後は、小学１～３年生については一対一での聞き取り調査やインタビュー調査などの手法を用い、より丁寧な検討を行うことが望まれます。

第二は、仮設住宅に住む子どもたちの多様性です。「仮設住宅に住んでいる」といっても、仮設住宅の立地によって生活の利便性は異なりますし，通学方法（徒歩，自転車，スクールバスなど）や時間も異なります。震災前の学校（サテライト校）に通っている子どももいれば，仮設住宅の近くの学校に転校した子どももいます。このような要因を少しでも考慮した調査を行うことで，子どもたちの心身の状態の原因を検討することが今後の課題です。

10　災害復興と心理学

被災された方々の復興には，住居や交通機関などの物理的支援と同時に心理社会的な支援が必要である，という点に異論を唱える人はいないでしょう。しかし，「心理学は何ができるのか，何をすべきか」という問いに対して，明快に即答できる心理学者は多くないかもしれません。

たとえば，トラウマなどの辛い体験をした方々に対する臨床心理学的アプローチや，ストレスマネジメントなどの健康心理学的アプローチは，心理学が提供できる有効な手法の一つです。しかし，どれだけ役立つ知識や理論であっても，相手が望んでいない場合には「大きなお世話」や「有害」になってしまう可能性すらあります。そのため，「心理学はこれができる」という点を前面に押し出すのではなく，「今は何が求められているのか」「目の前の方は何で困っているのか」に目を向け，そのニードに応じて心理学のもつ多様な専門知識を役立てようとする姿勢が大切なのではないでしょうか。

一方で，データの蓄積に関しては，倫理的な配慮を十分に行った上で心理学が積極的に行うべきことではないかと考えます。災害に直面したときに子どもの心と身体がどのような状態になるのか，どの程度の期間でどのように変化していくのかなどのデータは，災害時の適切な対応に結びつく重要な情報です。ＰＴＳＤなどの直接的なストレスだけでなく，二次的ストレスについても長期的に調べ続け，すでに被災した子どもたちだけでなく、未来の子どもたちにも役立つ情報を残していくこと、これは心理学の担うべき大きな責任の一つなのではないでしょうか。

年月が経過するにつれて、世間の被災地への関心は徐々に薄れていく傾向にあります。しかし心理学という学問領域が対象としているのは、生まれてから死ぬまでの一生涯を通しての、人の心のメカニズムです。被災された方々の心について長期的に継続した関心をもち、寄り添い、必要な支援を行うことが「心理学ができること」なのだと考えます。

第７章　原子力災害がどうして福島の子どもたちに心理的問題を引き起こすのか？

1　はじめに

２０１１年３月11日、東日本大震災。午後２時46分にマグニチュード９・０の東北地方太平洋沖地震が発生し、東北地方から関東地方が大きな揺れに見舞われました。その直後に、地震によって引き起こされた推定８メートルから９メートルの巨大な津波が岩手県、宮城県、福島県の沿岸部に押し寄せ、沿岸地域を広範囲に水没させました。津波が遡上した高さは、場所によっては30メートルから40メートルといわれており、多くの尊い人命がこの津波によって奪われました。

福島県ではその津波が、大熊町と双葉町にまたがる東京電力福島第一原子力発電所（以下、福島第一原発）を襲い、原子炉を冷却させるために必要なすべての電源を奪いました。これによって原子炉を冷却することができなくなり、そこから未曾有の原子力災害が始まったのです。

原子力災害が私たち人間にどのような影響を与えるのか。実はその答えは完全にわかっているわけではありません。例えば、放射線に被ばくすることによってガンの発生が増えることはよく知られているのですが、このような被ばくとガンの発生との関係は放射線量が一定の大きさを超えた条件のもとで確認されているに過ぎません。今、福島で問題となっているように、低線量の放射線に長期にわたって被ばくすることが私たち人間にどのような健康被害をもたらすのかについては、科学的に解明されているわけではないのです。

では、原子力災害が人々の心に及ぼす影響についてはどうでしょうか。原子力災害とその心理的影響について考える場合、二つの視点が必要になります。その一つは「避難をし、避難生活を送ること」が引き起こす心理的影響です。そしてもう一つは、「原子力災害の被災地で生活を続けること」によって生じる心理的影響です。

まず、避難にともなう心理的影響についてですが、東京電力の原発事故からまもなく5年が経過しようとしている現在（2016年1月）でも、4万3千人を超える方が福島県から県外への避難を続けています[2]。避難生活と心理的問題とは非常に密接で、特に原子力災害下では避難生活が長期間に及び、それにともなう心理的影響の多様化、深刻化が懸念されています。厳密には、避難の指示により避難している方と、自主的に避難している方がいて、それらの間には異なる心理的問題があるだろうと推察されます。

一方、原子力災害の被災地で生活を続けている人々における心理的影響についてです。原子力災害の被災地では放射能汚染の程度（空間放射線量の高さ）に応じて避難が指示された地域と、そうでない地域とが線引きされました。避難を指示されなかった地域というのは、決して放射能汚染がなかったわけではありません。原発事故によって放射能汚染の影響を受けながらも、一定の基準にもとづいて国が避難をしなくてよいと判断した地域であり、被災した地域であることに変わりありません。福島県内の多くの地域や、宮城県南部、栃木県北部はこのような地域に該当します。原発事故が起こったときから現在に至るまで、それらの地域でたくさんの方たちが生活を続けているのです。そのような地域で暮らし続けている住民の方たちの多くは、放射能汚染による健康被害を心配しながら生活を続けることになり、それによって心理的影響が引き起こされると考えられるのです。本章で「原子力災害による心理的影響」と表現した場合、この問題に言及しているとご理解をいただきたいと思います。

放射線被ばくによる健康影響の問題と同様、放射線被ばくによる健康影響を恐れ不安に思うこと、あるいは不安やストレスに長期間曝され続けることによって引き起こされる心理的影響の問題について、現段階では科学的に解明されていないことがたくさんあります。このことについて、第3節「チェルノブイリ原子力発電所の事故と事故が引き起こした心理的問題」で詳しく述べたいと思います。

この章では、福島第一原発の事故の直後から福島大学災害心理研究所が続けてきた、原子力災害に関連した心理的影響に関する研究について紹介します。そして、原子力災害が人々の心にいったいどのような影響を与えるのか、原子力災害による心理的影響はどのような仕組みで引き起こされるのか、さらにはそのような心理的影響に対処する方法はないのかという問題について考えていきたいと思います。

2　災害と心理学

災害が発生したとき、被災地域の住民の生命の保護と安全の確保を最優先にすべきであるということは言うまでもありません。被災した地域における安全が確保されたならば、その次に、被災した地域で再び人々がもとの生活を取り戻すための復旧・復興作業を進めていく必要があります。破壊された建造物やインフラを修復し、地域における経済活動やコミュニティの機能を取り戻すための作業です。このとき、災害によって傷ついた人々の心を回復させていくこともあわせて重要な課題となってきます。

災害を経験した人々の心の問題が重視されるようになったのは、それほど昔のことではありません。わが国において災害と心の問題との関連性が重視されるようになったきっかけの一つは、平成7年に発生した阪神・淡路大震災です。兵庫県[4]によれば震災による死者は６４０２人で、そのうち72・57％にあたる３９７９人が窒息・圧死によって亡くなりました。阪神・淡路大震災のときは建物の倒壊が非常に多く発生し、たくさんの方がそれに巻き込まれて亡くなったということがわかります。人々が死に直面するような経験をしたり、凄惨な場面を目撃すると、その記憶は強力な情動とともに脳裏に刻まれ、フラッシュバックなどに代表される症状とともに人々を苦しめることがあります。このような状態は心的外傷後ストレス障害（Post-Traumatic Stress Disorder: PTSD）と呼ばれ、阪神・淡路大震災の際、大きな社会問題として注目を集めました。それを契機に、わが国では、災害時に被災者に対しＰＴＳＤ対策を軸とした心理的なケアを施すことが重要であると考えられるようになったのです。

地震や津波のように強力な自然現象が原因となって起こる災害のことを自然災害と呼んでいます。台風（ハリケーン）、洪水、竜巻などが引き起こす災害もそれに含まれます。一方、事故、火災、犯罪、戦争、テロなど、人為的な力によって発生する災害のことを人為災害と呼びます。自然災害と人為災害のどちらのタイプの災害であっても、その災害の被災者にはＰＴＳＤのような心理的な問題が現れる可能性があると考えられていて、それを予防するために行われる心理的な活動のことを、俗に「心のケア」などと言っています。

ただし、ＰＴＳＤの定義にはさまざまな批判もあります。例えば、２０１５年3月にニューヨークで開催されたアメリカ精神病理学会では、ＰＴＳＤと心理的ストレスの違いが不明確であるという指摘がなされ、そのことが学会の大きなテーマの一つとなりました。「心的外傷」あるいは「トラウマ」という抽象的な概念を、心理的な症状の原因として位置づけることが、多くの混乱をもたらす要因となっているのではないかと考えられます。

２０１１年の東日本大震災を契機に発生した福島第一原発の事故も災害の一つと考えられます。原子力災害は一般的には特殊災害（ＮＢＣ災害）として分類されます。ところで、自然災害や人為災害と同じように、原子力災害も被災者にＰＴＳＤを発症させる可能性があるのでしょうか。そこで、次に原子力災害と心の問題との関係について考えるため、史上最悪の原子力事故といわれているチェルノブイリ原子力発電所の事故と、それと関連する心の問題について考えたいと思います。

3　チェルノブイリ原子力発電所の事故と事故が引き起こした心理的問題

１９８６年４月、当時、ソビエト連邦にあったチェルノブイリ原子力発電所が事故を起こしました（ソ連が崩壊した後、１９９１年に独立したウクライナが同原発を運営）。今年（２０１６年）で事故から30年になりますが、事故を起こした4号炉をいまだに廃炉にすることができていません。原子力災害を収束させることがいかに困難な作業であるのかということをよく物語っています。

チェルノブイリ原発事故はいったい人々にどのような心理的影響を引き起こしたのでしょうか。ＷＨＯ[11]、原子放射線の影響に関する国連科学委員会（ＵＮＳＣＥＡＲ）[10]、国連開発計画とユニセフ（ＵＮＤＰ＆ＵＮＩＣＥＦ）[9]、国際原子力機関（ＩＡＥＡ）[5]、ウクライナ政府[6]など多くの国際機関は、事故から15年以上が経った時点で事故が起こしたさまざまな問題や影響を総括し、それらを報告書として国際社会に発表しました。そのなかで注目すべきことの一つは、事故によってもたらされた最大の公衆衛生上の問題が心理的健康への影響だと、ＷＨＯ[11]の報告書が指摘しているということです。原子力災害が人々の心にネガティブな影響を引き起こすということを、ＷＨＯが認めているわけです。

しかしながら、本章の冒頭でも述べたとおり、原子力発電所で事故が起こり、放射能による汚染が起こった時に、被災地域に住んでいる人々にいったいどのような心理的な問題が起こるのか、そのような心理的問題がどのようなメカニズムによって引き起こされるのかについて、科学的に解明されてはいません。

ウクライナにある国立科学アカデミー社会学研究所は、チェルノブイリ原子力発電所の事故がウクライナで生活している人々に与えた心理的影響についてこれまで調査をしてきました。それによると、チェルノブイリ原発事故によって起きた心理的影響に関する研究が始められたのは、1991年にソビエトが崩壊し、ウクライナが独立した翌年、つまりチェルノブイリ事故から6年後のことなのです。また、原子力災害の被災者に対する心理的なケアが始まったのも、ウクライナでは事故から6年が経過したこの頃でした。原子力災害が人々の心に悪影響を与えるという認識が、当時は薄かったということがその理由です。

チェルノブイリ事故によっていったいどのような心理的な問題が起こり、どのようにケアをすることが効果的であったのかというチェルノブイリ事故の教訓を学び、福島で原子力災害に直面している人々のために活用することができれば、今、福島で起こっているさまざまな心理的な問題を解決できたり、あるいは将来に起こりうる問題を見通した対策を講ずることに役立っただろうと思います。しかし、チェルノブイリ事故後の6年間のデータの欠落は、原子力災害を理解し、将来の原子力災害に備える上でたいへん大きな損失であり、チェルノブイリ事故の教訓から私たちが学ぶことができる事柄が非常に限られているということを意味しています。

チェルノブイリ原子力発電所の事故から6年が過ぎ、ウクライナやロシア、それに欧米の研究者らが事故後の心理的影響に関する研究を開始すると、原子力災害がウクライナや周辺諸国で暮らしている多くの人々に強力でネガティブな心理的影響を与えていたことがわかってきました[1]。

私たちは2015年11月に、チェルノブイリ事故の影響を受けたウクライナ住民を対象に聞き取り調査を行いました。調査の結果、調査対象となった住民のほとんどが、放射能の影響が自分や家族に現れるのではないかと、現在でも心配し続けていること、そして、放射能の影響は今後20年以上にわたって続くだろうと考えていることがわかりました。ウクライナ政府の報告書は[6]、「犠牲者シンドローム（Victim Syndrome）」という心理的影響が住民に広がっていて、事故からの時間経過とともにその影響が拡大していることを指摘しています。

このように、チェルノブイリ事故による心理的影響が、驚くほど長期間にわたって地域の住民にネガティブな影響を与え続けた原因の一つに、原発事故後、早い段階で心理的影響を阻止するための効果的な対策がとられなかったことが考えられます。福島でそれと同じことが起こるのを何としても阻止しなければならないと私たちは考えています。

4　福島でいったい何が起こっているか

私たちは過去の教訓から多くのことを学ばなければなりません。しかし、無批判に過去の教訓を受け入れてしまうと、かえってそのことによって現実に起こっている問題の解決を遅らせたり、場合によっては解決の方法を誤らせたりすることも起こりうると考えられます。

東日本大震災、そして、その後で起こった福島第一原発の事故。私はそれらを幼い子どもたちとともに福島市で経験しました。震災と原発事故が起こって間もなく、被災地には臨床心理士を中心とした心のケアの専門家らが入ってきました。過去にわが国が経験した災害の教訓や、それに基づき作成された「災害時の心のケアマニュアル」に従い、心のケア活動が迅速に着手されたことを記憶しています。しかし、活動の着手が迅速であった反面、原子力災害の被災地におけるケアの中身には非常に大きな問題があると感じてきました。

原発事故後の福島では、特に小さな子どもをもつ保護者の間に放射能に対する強い不安や恐怖が蔓延していました。放射能による悪影響を小さくするにはどうしたらよいのか、人々はすがるような気持ちでテレビやラジオから聞こえてくる専門家の声に耳を傾けたり、インターネット上にある情報をかき集め、少しでも効果があると判断したならば、たいへんな思いをしてでもそういった方法を実践しました。原子力災害の被災地、福島で生活することが、人々にとって大きなストレスとなっていました。福島で生活している人々にとって大きな心の問題は、拭い去ることのできない不安や恐怖と、ストレスに曝され続けるという問題でした。震災直後の福島では、ＰＴＳＤに対する対策が迅速に施された反面、住民たちがかかえていた放射能汚染に対する不安や恐怖、そしてストレスなどの問題に対する心のケアはまったく手つかずでした。過去の教訓だけにとらわれ画一的な対応を行った結果、現場で起こっている本当の問題が見過ごされてしまったのではないかと思います。

放射能汚染に対する不安や恐怖、心理的ストレスが蔓延しているにもかかわらず、そのことが見過ごされていた福島。私たちはその福島の状況を世の中に訴え、必要な対策や支援が施されるように伝えていかなければならないと考えました。そのためには、心理学的研究方法によって不安やストレスの大きさを測定した科学的データが何よりも重要であり、何よりも説得力があるはずだと考え、震災の直後から研究をスタートさせました。

原子力災害が福島の小学生や幼稚園児に与えた心理的影響

私たちの調査は、下は1歳6カ月の幼児から、上は小学6年生までの子どもと、彼らの保護者を対象に行っています。原子力災害が引き起こした放射能汚染が、福島で生活している子どもたちや保護者にどのような心理的影響を及ぼしているのかを明らかにしていくことが研究の目的です。ここでは、小学生と幼稚園児、そして彼らの保護者を対象に行った調査（第一調査）について紹介したいと思います。

調査を行ったのは福島県の中通り（なかどおり）と呼ばれる地域です。ちょうど東北新幹線が南北に走るエリアで、県庁所在地の福島市が含まれています。中通り地域は津波被害を受けていません。その一方で、特に福島市のある地域（県北）や郡山市のある地域（県中）は空間放射線量率が比較的高く、放射能汚染の影響が大きい地域ということができます。そのため、中通り地域を調査対象とすることで、原子力災害による心理的影響を、津波による影響と切り離して調べることができると考えました。

最初に調査を実施したのは２０１１年の6月から7月でした。すでに幼稚園や小学校は再開しており、原発事故後の最初の夏休みを迎える直前という時期でした。除染活動はこれからという時期で、家庭も学校現場も非常にピリピリとした緊張感に包まれていた頃でした。

1回目の調査のあと、２０１２年1月、２０１３年1月、２０１４年1月、そして２０１５年1月と、現在も定期的に調査を続けています。

２０１３年1月と２０１５年1月には、同様の調査を福島県以外の地域でも行い、これらのデータを他県データとして、福島県のデータと比較する目的で使いました。

調査では（1）保護者の放射線に対する不安の強さ、（2）保護者の心理的ストレスの強さ、（3）子どもの心理的ストレスの強さを調べました。原子力災害の被災地における、放射線に対する不安やストレスについて調べた先行研究が見当たらなかったため、私たちは独自に放射線不安スケール、保護者用心理的ストレススケール、子ども用心理的ストレススケールを構成し、調査に使いました。回収したデータの多くは母親が回答したものだったので、母親が回答したデータに絞って分析作業を行いました。

最初に、母親の放射線に対する不安についての分析結果を紹介します。２０１３年と２０１５年に他県で実施したデータと比べると、福島の母親の放射線に対する不安は、原発事故直後の２０１１年6月から7月で顕著に高かったことがわかりました。その後、時間の経過とともに福島の母親の放射線不安は低下してきましたが、２０１５年の1月時点でも、他県と比べた場合に高い不安が続いていることもわかりました。原発事故によって引き起こされた放射能汚染に対する人々の不安は、非常に長期間にわたって続くのだということがわかります。

放射線不安に関する項目の一部を少し細かくみていきます。例えば「子どもに外遊びをさせますか？」という質問があります。２０１１年の調査では、67％の母親が「させない」と回答していました。また、「子どもにマスクを着用させますか？」という質問に対しては44％の母親が「させる」と回答していました。福島で生活している母親たちが、子どもたちが被ばくすることに大きな不安をいだいていることを裏付けていると同時に、子どもたちを被ばくから守るために行動していることがわかります。「福島県産の野菜を購入しますか？」という質問には71％が「購入しない」、「子どもに水道水を飲ませますか？」という質問には46％が「飲ませない」と回答しました。

母親の心理的ストレスの結果ですが、この結果は放射線不安の結果とよく似ています。福島の母親のストレスは他県に比べて著しく高いということ、そのストレスは原発事故から時間が経つとともに低くなってきていますが、２０１５年1月の段階でも、他県と比べた場合に高い状況が続いていました。「いらいらする」や「気分が落ち込む」など情動面における反応、「物音」に対してビクっと驚く反応、食欲が低下したり、睡眠に問題が生じるなど、さまざまなストレスに関する項目において、福島の母親の値が他県に比べて高いという結果でした。

次に子どもたちの心理的ストレスの分析結果です。他県のデータと比較すると、原発事故直後の福島の子どもたちの心理的ストレスは著しく高い状態でした。時間の経過にともない、ストレスの高さを示す値は徐々に低くなってきていますが、２０１５年の1月に実施した5回目の調査においても他県に比べて高い状態が続いています。２０１４年から２０１５年にかけて、小学生のストレスの改善傾向にはブレーキがかかり、他県の小学生に比べてストレスが高い状態を維持したまま下がらなくなってきたのが最近の特徴です。ウクライナではチェルノブイリ事故後、30年も心理的影響が続いていることを第3節で紹介しました。福島における改善傾向にブレーキがかかったという事実は、福島における原発事故の心理的影響が、ウクライナの場合と同様、長期間にわたって続く可能性を示しているのかもしれません。

原子力災害が福島の幼児に与えた心理的影響

ここからは幼児と保護者を対象に行った調査（第二調査）について紹介したいと思います。1歳6カ月児、3歳6カ月児、彼らの保護者と4カ月児の保護者を対象に調査は福島県の全域で行っています。この調査は、原子力災害が幼児と幼児の保護者にどのような心理的影響を与えているのかを明らかにすると同時に、福島県全域で調査を行うことで、放射能汚染の程度と心理的影響の関連性について明らかにすることを目的としました。２０１１年の11月から翌3月までの5カ月間に1回目の調査を行い、２０１２年11月から翌3月に2回目、２０１３年11月から翌3月に3回目、２０１４年11月から翌3月に4回目を行いました。また、3回目と4回目の調査では、福島県以外の地域でも調査を行い、他県データとして福島県のデータと比較する目的で使用しました。

文部科学省は震災以降、航空機を使い各地の空間放射線量のモニタリング調査を行っています。[3] それによると、福島第一原発の周辺と、その北西方向に空間放射線量率の高い地域が広がっていることがわかります。相双、県北、県中と呼ばれる地域が、それらの空間放射線量率の高い地域には含まれています。福島で生活している幼児の母親の心理的ストレスは、幼稚園児や小学生の母親のストレス（第一調査）と同様、他県と比べて全体的に高いという結果でした。そして、母親の心理的ストレスの高さには地域差があることもわかりました。すなわち、相双、県北、県中地域で生活している母親のストレスが他の地域に比べて高いという結果です。放射能汚染の被害と心理的影響の大きさには密接な関係があり、放射能汚染の影響が大きい地域に住んでいる母親ほど、ストレスが強いのだということを調査結果は示しています。このことから、福島の母親が心理的ストレスを経験しているその直接的な原因が放射能汚染なのだということがわかります。放射能汚染と心の問題とは直結しているのです。

では、幼児のストレスについてはどうだったのでしょうか。ストレス反応は1歳6カ月児と3歳6カ月児のいずれにも認められました。福島の幼児のストレスは、幼稚園児や小学生について調べた第一調査の結果と同様に、他県の幼児に比べて高かったのです。また、幼児のストレスは震災後に生まれた子どもたちにも認められています。このことは、幼児のストレスが、震災を経験したのかどうかとはあまり関係がないことを示しています。幼児のストレスも、震災や原子力災害から時間が経つとともに徐々に低下してきていますが、２０１５年3月まで行ってきた調査結果を見る限り、いまだに他県の幼児に比べて高いストレス反応が確認されています。

私たちの研究結果は放射能汚染に対する不安や、心理的ストレスという問題に着目しています。震災からまもなく5年が経過しようとしていますが、福島で生活してきた子どもたちはその間、ずっとストレスに曝されてきたということができるでしょう。これほど長期間にわたり子どもたちがストレスに曝され続けることが、子どもたちの将来にいったいどんな影響を与えるのでしょうか。実はこの問題こそが、原子力災害が引き起こした最大の心理的問題といえるのではないでしょうか。ストレスに曝され続けることによって引き起こされる重大な問題の一つが、子どもたちの心理的発達への悪影響ということではないかと私たちは考えています。

それでは、いったいどうして1歳6カ月という低年齢の子どもたちにまで心理的ストレスなどの心理的影響が及んでいるのでしょうか。子どもたちがストレスを経験するメカニズムはいったい何なのでしょうか？

5　子どもたちへの心理的影響は深刻

前節でも述べたとおり、原子力災害後の福島におけるわれわれの研究や調査の結果、原子力災害に関連した心理的影響は幼い子どもたちにまで及んでいることがわかりました。われわれの研究では不安やストレスの大きさを調べていますが、実はこのような不安やストレスへの超長期的な曝露こそが、最も深刻な心理学的問題を引き起こすと考えられるのです。すなわち、子どもたちの心理的発達の阻害という問題です。

福島で生活している子どもたちの心理的ストレスが高い理由について、一つの手がかりとなるのは、母子が互いに影響し合う可能性をうかがわせるデータでした。母親のストレスと、その子どものストレスの相関を求めると、統計的に有意な正の相関が認められました。1歳6カ月児であっても、3歳6カ月児であっても、母親のストレスが大きいと子どものストレスは大きく、母親のストレスが小さければ子どものストレスは小さいという分析結果です。つまり、母親と子どものストレスが互いに影響し合っているという可能性です。母子関係において、親と子どもが互いに影響を与え合うこと自体は珍しくありません。今回の結果は、そのような母子のお互いへの影響が、原子力災害の心理的影響に関する問題にも当てはまることを示しています。

このことを少し具体的に説明すると、次のように言えるのではないでしょうか。放射能汚染によって子どもたちの健康に悪影響が及ぶことを母親たちが恐れ、強い不安を感じます。そこで生活のさまざまな側面で母親は放射能による危険に対処しようとします。そのことが、母親の心理的ストレスを押し上げるという結果を引き起こします。ストレスの上昇は母親の行動をネガティブなものに変貌させます。育児や養育など、子どもに対する母親の親行動にもその影響は及ぶと考えられます。このように、母親の心理的ストレスが、ネガティブな育児や養育行動を介して子どもたちに影響を与えてしまうと考えられるのです。

乳児期から幼児期の初期は、子どもたちの心理的発達にとって極めて重要な時期だと考えられています。発達心理学の知見によれば、この時期に社会に適応し、自らの情動をコントロールするための基盤が作られます。しかし、この時期に長期的にストレスを経験すると、それらの発達が阻まれ、母子関係が破たんしたり、情動のコントロールや行動を統制する上での問題となって、表面化する可能性が考えられます。原子力災害以降、福島の子どもたちのストレスが継続して高い値を示し続けているという、私たちの研究データが明らかにした事実は、将来、ここで指摘した問題が大きな社会問題となって現れる可能性を示しているように思えてなりません。

6　原子力災害の特殊性

第2節では災害と心理学との関係について述べました。災害時には被災者の心の健康への配慮が非常に重要な問題と考えられていて、今日では特にＰＴＳＤという心の問題への備えが重視される傾向にあることについて紹介しました。

しかしながら、原発事故後の福島におけるわれわれの研究をご覧いただいてもおわかりのように、原子力災害が引き起こす心理的影響は、ＰＴＳＤの問題に限りません。むしろ、ＰＴＳＤとは別の問題のほうが広域に、重大な影響をもたらす可能性をはらんでいると言っても、言い過ぎではないかもしれません。それは子どもたちの心理的発達の阻害という問題です。これまで、わが国では災害時にこのような問題が生じるということは想定されてきませんでした。

筒井[7]は、原子力災害が引き起こす心理的影響の特殊性を、地震や津波による心理的影響と比較しながら**表7-1**のようにまとめています。これによると、原子力災害は、地震や津波のように人間が物理的な破壊力に巻き

表 7-1　地震や津波などの自然災害と原子力災害による心理的影響の違い（筒井ら，2015 を著者一部改変）

災害の種類	心理的問題につながる経験事象	心理的問題	特徴	考えうる心理的症状
地震，津波などの自然災害	強力な物理的破壊力の中に人間が巻き込まれることで，死に直面する，またはその場面を目撃する	強力なネガティブな記憶（“トラウマ”）	原因への曝露は短時間。強力なネガティブな記憶がその後の心理的影響を引き起こす	心的外傷後ストレス障害（PTSD）
原子力災害	被ばくによる健康被害の可能性を知らせる情報（アラーム）への曝露	恐怖，不安，ストレス	長期的に原因に曝露され続け，そのため恐怖，不安，ストレスを長期的に経験する（不安を払拭できない） 影響が広範囲に及ぶ	長期的に恐怖，不安，ストレスに曝されることがどのような心理的影響を引き起こすのか，よくわかっていない。子どもをもつ母親に心理的反応（恐怖，不安，ストレス）が強く現れる傾向があり，その影響が子どもの心理的ストレスにつながる可能性がある。結果的に，子どもが長期的にストレス下におかれることとなり，情緒や行動上の発達へのネガティブな影響が及ぶ可能性がある。

込まれる過程ではなく，自分や家族の健康に被害が及ぶかも知れないという情報（アラーム）に曝される過程であると特徴づけられています。そのため，地震や津波の被災地で見られるＰＴＳＤのような心理的問題は，原子力災害の被災地ではあまり見られません。その一方で，簡単には払拭することのできない不安，恐怖，ストレスが心理的影響として現れます。そのことが子どもたちの心理的な発達にも影響するかもしれません。

本章の最初に述べたように，原子力災害の心理的影響について，科学的に未解明な部分がたくさんあります。福島の原子力災害の影響について調べたわれわれの研究は，事故後の被災地でどのような心理的影響が起こりうるのかについて，科学的な知見を提供していますが，それにしても，いったいどのような対処法が有効であるのかについては，いまだにわかっていません。福島の人々の放射能に対する不安を払拭し，ストレスを低下させるにはどのような方法が効果的なのか，誰も知らないのです。日本政府や国内の専門機関，あるいは国際機関がこぞって「被ばくによる健康影響のリスクが極めて低い」と声明を出しているにもかかわらず，人々の不安やストレスを解消することにほとんど効果をあげていません。放射能汚染による心理的影響が現在も福島県の人々を苦しめているのですから，東電の原発事故が収束したなどとは，とても言える状況ではないのです。将来，福島の子どもたちの心に良くない影響が及ばないようにするために，関係機関が本腰の対策を講じるべき状況にあることは明らかです。

文献

第1章

（1）本郷一夫（二〇一二）「関係・時間・文化の中での支援」水原克敏・関内隆編『今を生きる　東日本大震災から明日へ！　復興と再生への提言2　教育と文化』東北大学出版会、一九九-二一〇頁
（2）本郷一夫（二〇一三a）「求められる心理的支援と支援の専門性」『発達』一三三号、二-七頁
（3）本郷一夫（二〇一三b）「臨床発達心理士の専門性と果たすべき役割——『実践』と『基礎』との双方向性を通した発達心理学の発展」『発達心理学研究』二四巻四号、四一七-四二五頁

第2章

（1）Greenberg, J. S. (1989) *Comprehensive Stress Management*. Brown & Benchmark, Dubuque.〔服部祥子・山田冨美雄監訳（二〇〇六）『包括的ストレスマネジメント』医学書院〕
（2）服部祥子・山田冨美雄編（一九九九）『阪神・淡路大震災と子どもの心身——災害・トラウマ・ストレス』名古屋大学出版会
（3）日本生理人類学会ストレス研究部会編、山田冨美雄・宮野道雄・大野太郎・百々尚美・野田哲朗・小花和尚子著（一九九八）「震災ストレス　ケア・マニュアル（小学校版）」（非売・無料配布物、現在ＰＤＦファイルとして無料でダウンロードできる。http://www.psychologist101.com/アーカイブス-archives/8-5/）
（4）ストレスマネジメント教育実践研究会（ＰＧＳ）・大野太郎・高元伊智郎・山田冨美雄編（二〇〇二）『ストレスを知り、じょうずにつきあうために！　ストレスマネジメント・テキスト』東山書房
（5）ストレスマネジメント教育実践研究会（ＰＧＳ）編、大野太郎編集代表（二〇〇三）『ストレスマネジメント　フォ　キッズ　小学生用——ストレスを知り、上手につきあうために』東山書房
（6）Pynoos, R. S., Goenjian, A., Tashjian, M., Karakashian, M., Manjikian, R., Manoukian, G., Steinberg, A. M. and Fairbanks, L. A. (1993) Post-traumatic stress reactions in children after the 1988 Armenian earthquake. *The British Journal of Psychiatry*, **163**(2),

239-247.
（7） 山田冨美雄（二〇一一）「東日本大震災への対応：半年がたった今こそストレスマネジメント教育を――ＰＧＳ発ストマネ教育研修プロジェクト」『健康教室』六二巻一一号、九-一三頁
（8） 山田冨美雄（二〇一二）「8回でできる震災ストマネ教育の実際」『健康教室』六三巻四号、九-一三頁
（9） 山田冨美雄・百々尚美・大野太郎・服部祥子（一九九九）「震災ストレス反応の経時的変化におよぼす震度と性の影響――ストレスマネジメント教育のための基礎資料」『日本生理人類学会誌』四巻一号、二三-二八頁
（10） 山田冨美雄・高元伊智郎（二〇〇六）「ストレスマネジメント教育に求められるモノと理論・技法」『学校保健研究』四八巻二号、九〇-九八頁

第3章

（1） 朝日新聞デジタル（二〇一二）「震災避難先でいじめも　昨年の人権侵犯2万2千件」（検索日：二〇一五年一一月一〇日）（URL：http://www.asahi.com/special/10005/TKY201203020143.html）
（2） David-Ferdon, C. and Kaslow, N. J.（2008）Evidence-based psychosocial treatments for child and adolescent depression. *Journal of Clinical Child & Adolescent Psychology*, 37(1), 62-104.
（3） Holmbeck, G. N., Devine, K. A. and Bruno, E. F.（2010）Developmental issues and considerations in research and practice. In J. R. Weisz and A. E. Kazdin (Eds.), *Evidence-based Psychotherapies for Children and Adolescents*, 2nd ed. Guilford Press, New York, pp. 28-39.
（4） 亀口憲治編（二〇〇六）『心理療法プリマーズ　家族療法』ミネルヴァ書房
（5） 水島広子（二〇〇九）『臨床家のための　対人関係療法入門ガイド』創元社
（6） 大阪府立子どもライフサポートセンター・服部隆志・大対香奈子編（二〇一四）『このまま使える！　子どもの対人関係を育てるＳＳＴマニュアル――不登校・ひきこもりへの実践にもとづくトレーニング』ミネルヴァ書房
（7） 嶋田洋徳（一九九八）『小中学生の心理的ストレスと学校不適応に関する研究』風間書房
（8） 高橋史・小関俊祐・小関真実（二〇一四）「児童に対する社会的スキル訓練による転校生受け入れに関する自己効力感向上効果」『ストレス科学研究』二九巻、七七-八三頁
（9） Takahashi, F., Koseki, S. and Shimada, H.（2009）Developmental trends in children's aggression and social problem-solving.

Journal of Applied Developmental Psychology, 30(3), 265-272.
(10)　山上敏子（二〇〇七）『方法としての行動療法』金剛出版

第4章

(1)　震災支援ネットワーク埼玉（二〇一三）「『避難』の今とこれから――避難者グループリーダー座談会」『福玉便り　２０１３春の号外』、六-九頁
(2)　Gartner, A. and Riessman, F. (1977) *Self-Help in the Human Services*. Jossey-Bass Publishers, San Francisco.〔久保紘章監訳（一九八五）『セルフ・ヘルプ・グループの理論と実際――人間としての自立と連帯へのアプローチ』川島書店〕
(3)　原田峻・西城戸誠（二〇一五）「県外避難者支援の現状と課題――埼玉県の事例から」関西学院大学災害復興制度研究所ほか編『原発避難白書』人文書院、二〇九-二一二頁
(4)　平田修三・石島このみ・持田隆平・根ヶ山光一（二〇一三）「震災避難家族の支援――かささぎプロジェクトの活動」辻内琢也編『東日本大震災と人間科学①　ガジュマル的支援のすすめ――一人ひとりのこころに寄り添う』早稲田大学出版部、一七-三九頁
(5)　伊藤智樹（二〇〇九）『セルフヘルプ・グループの自己物語論――アルコホリズムと死別体験を例に』ハーベスト社
(6)　松崎行代（二〇〇八）「学校教育における人形劇の教育的意義と課題――飯田市の学校における人形劇活動充実のために」『飯田女子短期大学紀要』二五集、六一-七五頁
(7)　持田隆平・白石優子・平田修三・石島このみ・根ヶ山光一（二〇一二）「震災避難者交流会の実態調査――子どもを対象とした交流会のあり方をめぐって」『研究助成論文集』四八巻、三八-四六頁
(8)　野口裕二（二〇〇五）『ナラティヴの臨床社会学』勁草書房
(9)　辻内琢也（二〇一二）「埼玉県震災避難アンケート調査集計結果報告書（第３報改訂版）」震災支援ネットワーク埼玉
(10)　辻内琢也・増田和高（二〇一四）「埼玉・東京震災避難アンケート調査集計結果報告書（第３報）」シンポジウム「首都圏避難者の生活再建への道」

第5章

（1）青木紀久代（二〇一一）「被災後の保育・子育て支援」藤森和美・前田正治編『大災害と子どものストレス——子どものこころのケアに向けて』誠信書房、六一-六三頁

（2）今公弥・奥村秀定・川村和久・青木紀久代・川村素子・西澤由佳子・樋口広思（二〇一三）「東日本大震災から二年がたって——幼児健診における心のケアの取り組み」『第24回日本小児科医会総会フォーラム抄録集』九七頁

（3）Lieberman, A. F. and Van Horn, P. (2008) *Psychotherapy with Infants and Young Children: Repairing the Effects of Stress and Trauma on Early Attachment.* The Guilford Press, New York.

（4）「乳幼児健診での心のケア——心理職編」宮城県臨床心理士会ホームページからダウンロード可能（http://www.msccp.jp/library.html）

第6章

（1）橋本公雄・村上雅彦（二〇一一）「運動に伴う改訂版ポジティブ感情尺度（MCL-S.2）の信頼性と妥当性」『健康科学』三三巻、二一-二六頁

（2）服部祥子・山田冨美雄編（一九九九）『阪神・淡路大震災と子どもの心身』名古屋大学出版会

（3）坂野雄二・岡安孝弘・嶋田洋徳（二〇〇七ａ）『小学生用・中学生用・高校生用　ＰＳＩ（Public Health Research Foundation Type Stress Inventory）』実務教育出版

（4）坂野雄二・岡安孝弘・嶋田洋徳（二〇〇七ｂ）『小学生用・中学生用・高校生用　ＰＳＩ（Public Health Research Foundation Type Stress Inventory）マニュアル』実務教育出版

（5）塩山晃彦・植本雅治・新福尚隆・井出浩・関渉・森茂起・井上幸子・夏野良司・浅川潔司・筬部博（二〇〇〇）「阪神淡路大震災が小中学生に及ぼした心理的影響——第二報：震災後2年目までの推移」『精神神経学雑誌』一〇二巻、四八一-四九七頁

（6）ストレスマネジメント教育実践研究会（ＰＧＳ）編、大野太郎編集代表（二〇〇三）『ストレスマネジメント　フォ　キッズ　小学生用——ストレスを知り、上手につきあうために』東山書房

第7章

（1）Bromet E. J. and Havenaar, J. M. (2007) Psychological and perceived health effects of the Chernobyl disaster: A 20-year review. *Health Physics*, **93**(5), 516-521.

（2）福島県（二〇一五）「県外への避難者数の状況」（https://www.pref.fukushima.lg.jp/sec/16055b/kengai-hinansyasu.html）

（3）原子力規制委員会（二〇一二）「平成24年7月までの福島第一原子力発電所から80㎞圏外の航空機モニタリング」（http://radioactivity.nsr.go.jp/ja/list/258/list-1.html）

（4）兵庫県（二〇〇五）「阪神・淡路大震災の死者にかかる調査について」（平成一七年一二月二二日記者発表）（更新日：二〇〇八年一月二八日）（https://web.pref.hyogo.lg.jp/pa20/pa20_000000016.html）

（5）IAEA (2006) Environmental consequences of the Chernobyl accident and their remediation: Twenty years of experience. Report of the Chernobyl Forum Expert Group 'Environment'.

（6）Ministry of Ukraine of Emergencies and Affairs of Population Protection from the Consequences of Chornobyl Catastrophe (2006) 20 years after Chornobyl catastrophe: Future outlook, national report of Ukraine.

（7）筒井雄二（二〇一五）「福島における原子力災害が引き起こした心理学的問題」『発達障害医学の進歩』二七巻、三七-四四頁

（8）筒井雄二・高谷理恵子・氏家達夫（二〇一六）「原子力災害が福島の子どもたちに与えた心理学的影響――発達心理学的研究がとらえた事実と今後の問題」『子育て支援と心理臨床』一一巻、七三-八二頁

（9）UNDP and UNICEF (2002) The human consequences of the Chernobyl nuclear accident: A strategy for recovery. A report commissioned by UNDP and UNICEF with the support of UN-OCHA and WHO.

（10）UNSCEAR (2011) *Sources and Effects of Ionizing Radiation*. Volume II : Effects: Scientific Annexes C, D and E. UNSCEAR 2008 Report. United Nations Scientific Committee on the Effects of Atomic Radiation. United Nations sales publication E. 11. IX. 3. United Nations, New York.

（11）World Health Organization (2006) Health effects of the Chernobyl accident and special health care programmes: Report of the UN Chernobyl Forum Expert Group "Health". WHO, Geneva.

【第5章】
川村　素子（かわむら　もとこ）
1989年　東京都立大学人文科学研究科心理学専攻修士課程修了
現　在　五十嵐小児科，臨床心理士

【第6章】
三浦　正江（みうら　まさえ）
2000年　早稲田大学大学院人間科学研究科健康科学専攻博士後期課程修了
現　在　東京家政大学人文学部教授，博士（人間科学）
著　書　『中学生の学校生活における心理的ストレスに関する研究』2002年 風間書房，『学校，職場，地域における　ストレスマネジメント実践マニュアル』（分担執筆）2004年 北大路書房

三浦　文華（みうら　あやか）
2012年　東京家政大学大学院文学研究科心理教育学専攻臨床心理学コース修了
現　在　医療財団法人東京勤労者医療会 代々木病院，臨床心理士

【第7章】
筒井　雄二（つつい　ゆうじ）
1996年　学習院大学大学院人文科学研究科心理学専攻博士後期課程単位取得退学
現　在　福島大学共生システム理工学類教授，福島大学災害心理研究所所長，博士（心理学）
著　書　『ラットを用いた記憶課題による脳内コリン作動性神経系の機能の解析』2008年 八千代出版，『実験心理学――心理学の基礎知識』（編著）2010年 八千代出版　他

【第 2 章】

山田　冨美雄（やまだ　ふみお）

1980年　関西学院大学大学院文学研究科心理学専攻博士課程修了

現　在　関西福祉科学大学心理学部長，教授，文学博士

著訳書　『阪神・淡路大震災と子どもの心身——災害・トラウマ・ストレス』（共編著）1999 年 名古屋大学出版会，『医療心理学を学ぶ人のために』（分担執筆）2009 年 世界思想社，『心理学研究法 3　学習・動機・情動』（分担執筆）2011 年 誠信書房，『増補版 医療行動科学のためのミニマム・サイコロジー』（編著）2015 年 北大路書房，『心理学』（分担執筆）2016 年 勁草書房　他

【第 3 章】

高橋　史（たかはし　ふみと）

2009年　早稲田大学大学院人間科学研究科博士後期課程修了

現　在　信州大学学術研究院教育学系准教授，博士（人間科学）

著　書　『認知行動療法を活用した子どもの教室マネジメント——社会性と自尊感情を高めるためのガイドブック』（共著）2013 年 金剛出版，『認知行動療法とブリーフセラピーの接点』（共著）2014 年 日本評論社，『臨床児童心理学——実証に基づく子ども支援のあり方』（共著）2015 年 ミネルヴァ書房　他

【第 4 章】

持田　隆平（もちだ　りゅうへい）

現　在　早稲田大学大学院人間科学研究科博士後期課程在学中

白石　優子（しらいし　ゆうこ）

現　在　早稲田大学大学院人間科学研究科博士後期課程在学中

【第 5 章】

西澤　由佳子（にしざわ　ゆかこ）

1999年　東京学芸大学大学院教育学研究科修士課程修了

現　在　五十嵐小児科，臨床心理士

青木　紀久代（あおき　きくよ）

1993年　東京都立大学大学院心理学専攻博士課程満期退学

現　在　お茶の水女子大学基幹研究院准教授，博士（心理学），臨床心理士

著　書　『実践・保育相談支援』（編著）2015 年 みらい，『うつ』（編著）2015 年 福村出版　他

■編者紹介

安藤　清志（あんどう　きよし）

1979年　東京大学大学院人文科学研究科博士課程満期退学

現　在　東洋大学社会学部社会心理学科教授，文学博士

著　書　『新版 社会心理学研究入門』（共編著）2009 年 東京大学出版会，『自己と対人関係の社会心理学――「わたし」を巡るこころと行動』（編著）2009 年 北大路書房　他

松井　豊（まつい　ゆたか）

1982年　東京都立大学大学院博士課程単位取得退学

現　在　筑波大学人間系教授，文学博士

著　書　『改訂新版 心理学論文の書き方――卒業論文や修士論文を書くために』2010 年 河出書房新社，『生涯発達の中のカウンセリングⅣ――看護現場でいきるカウンセリング』（編著）2014 年 サイエンス社　他

■執筆者紹介

【第 1 章】

本郷　一夫（ほんごう　かずお）

1984年　東北大学大学院教育学研究科博士後期課程単位取得退学

現　在　東北大学大学院教育学研究科教授，博士（教育学）

著　書　『子どもの理解と支援のための発達アセスメント』（編著）2008 年 有斐閣，『「気になる」子どもの保育と保護者支援』（編著）2010 年 建帛社，『臨床発達心理学の基礎』（共編著）2011 年 ミネルヴァ書房，『認知発達のアンバランスの発見とその支援』（編著）2012 年 金子書房　他

加藤　道代（かとう　みちよ）

1998年　東北大学大学院教育学研究科博士課程後期 3 年の課程単位取得退学

現　在　東北大学大学院教育学研究科教授，博士（教育学），臨床心理士

著　書　『復旧・復興へ向かう地域と学校』（分担執筆）2015 年 東洋経済新報社　他

心理学叢書《しんりがくそうしょ》
震災後《しんさいご》の親子《おやこ》を支《ささ》える——家族《かぞく》の心《こころ》を守《まも》るために

2016年7月15日　第1刷発行

監修者　日本心理学会
編　者　安藤清志
　　　　松井　豊
発行者　柴田敏樹

発行所　株式会社　誠信書房
〒112-0012　東京都文京区大塚3-20-6
電話03（3946）5666
http://www.seishinshobo.co.jp/

印刷／中央印刷　製本／協栄製本
検印省略　落丁・乱丁本はお取り替えいたします
ISBN978-4-414-31117-4 C1311　Printed in Japan

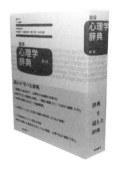